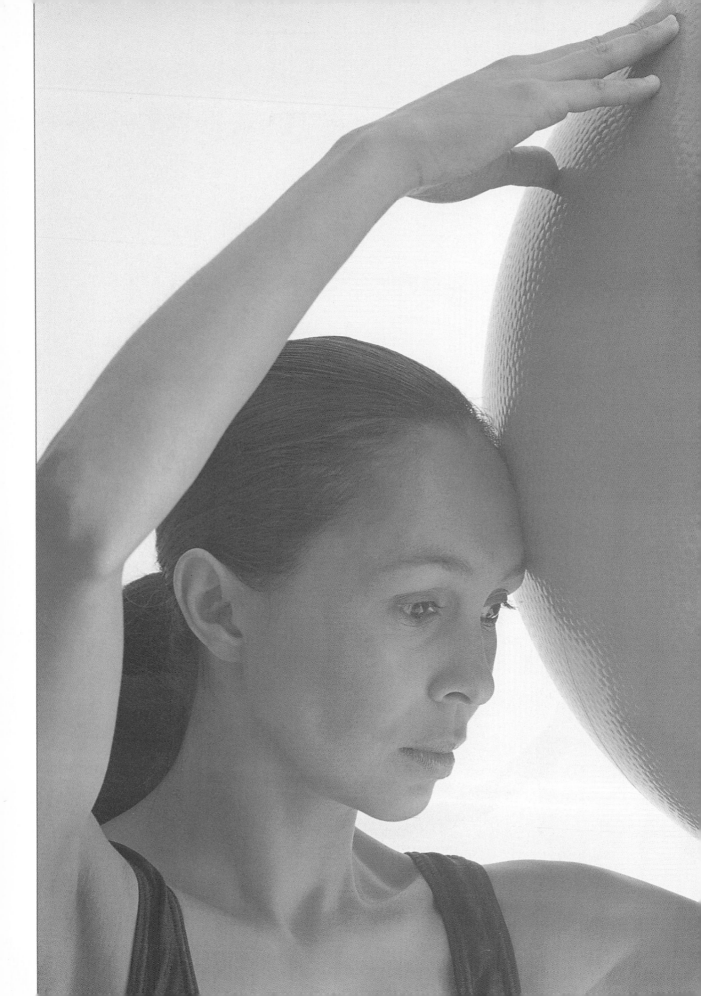

PILATES

PATRICIA LAMOND

Traducido por: Traducciones Maremágnum MTM

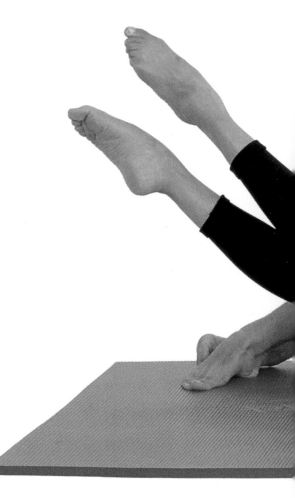

Colección: Salud y bienestar

Título: Pilates

ISBN: 84-9764-280-5

Primera publicación en España por:

C/ Primavera, 35 - Polígono Industrial El Malvar

28500 Arganda del Rey, MADRID - ESPAÑA

E-mail: edimat@edimat.es

http//www.edimat.es

Publicado en UK por New Holland Published (UK) Ltd

Impreso y encuadernado en Singapur por Craft Print International Ldt

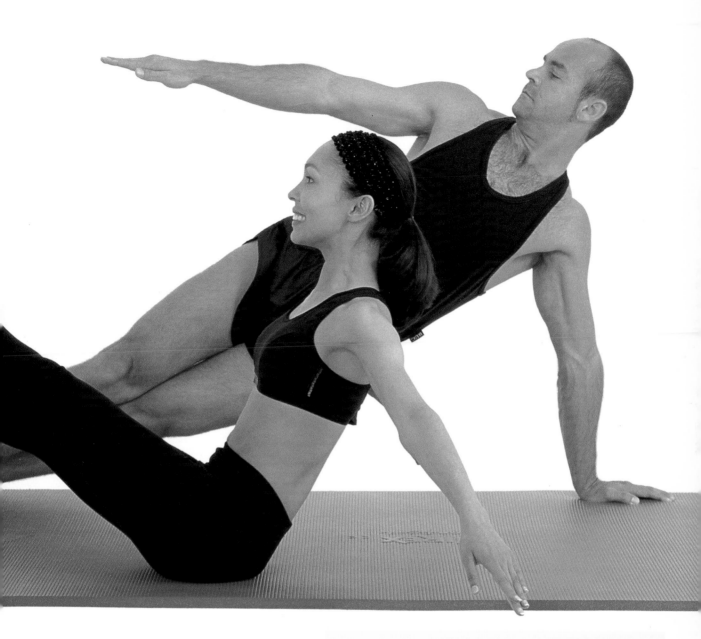

DEDICADO A

mi madre, que siempre consigue lo imposible; y a mis queridos Aub y Dal, que siempre me han apoyado en todos mis empeños con incuestionable entusiasmo.

C O N T E N I D O S

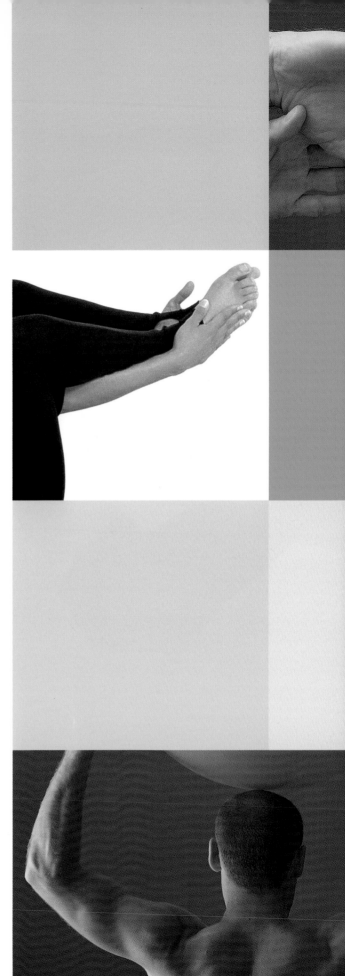

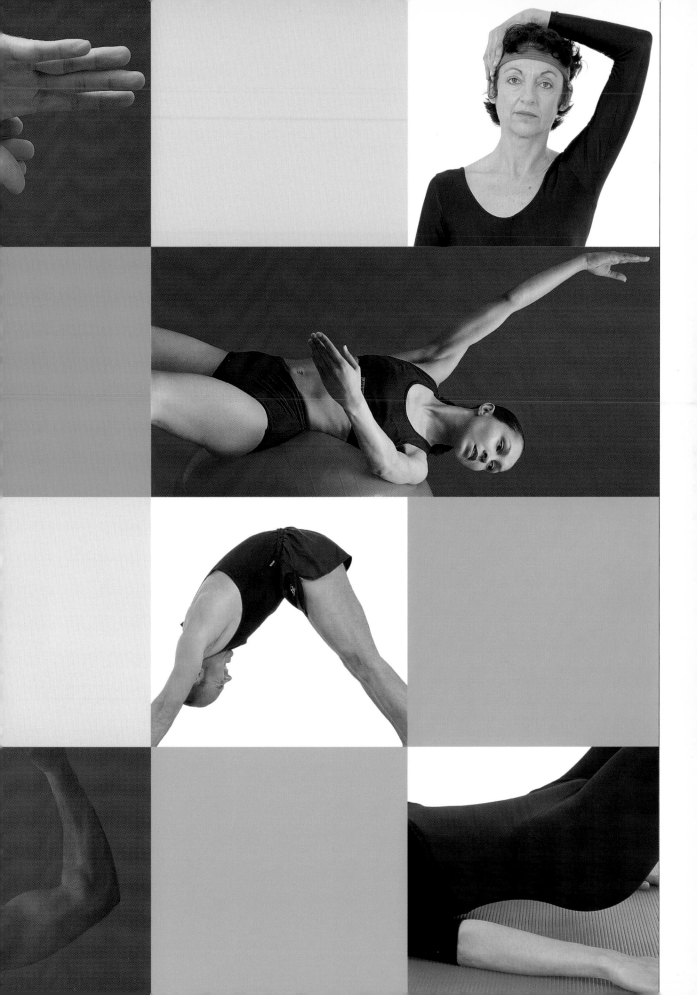

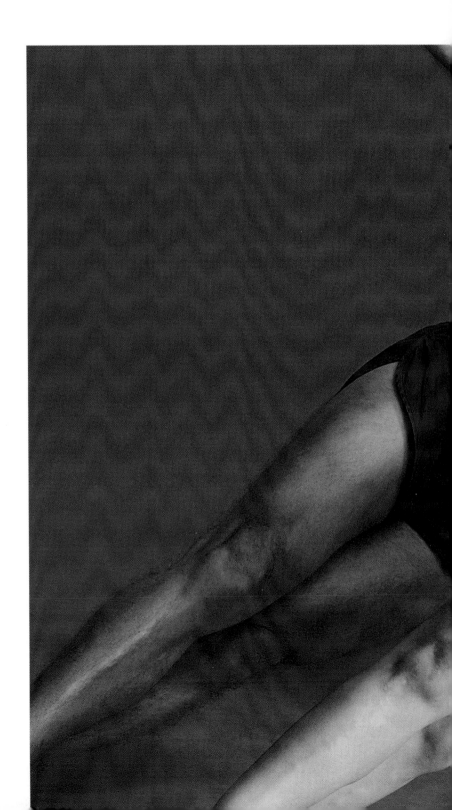

"*La salud es un estado normal. Es un deber no sólo conseguirla, sino también mantenerla.*"

Joseph Pilates

"*Pensado para proporcionarle flexibilidad, gracia y habilidad que se reflejarán inconfundiblemente en el modo de caminar, jugar y trabajar.*"

Joseph Pilates

INTRODUCCIÓN A PILATES

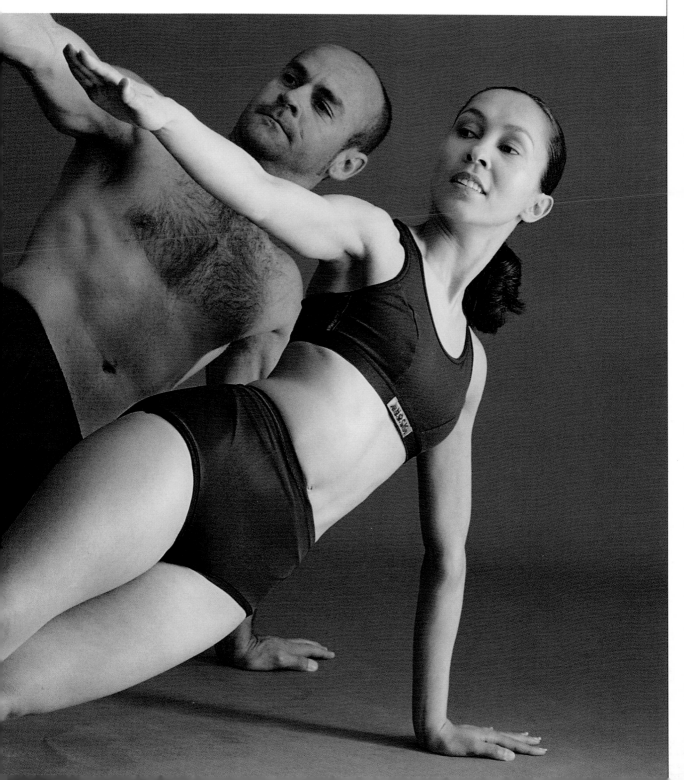

¿Qué es Pilates?

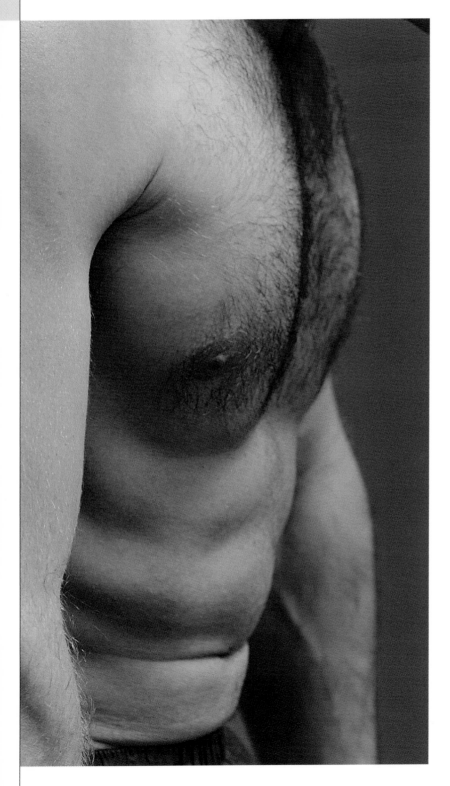

PILATES es un sistema de ejercicios desarrollado por Joseph Pilates hace más de 90 años. No se trata de otra moda pasajera de ejercicios, sino de un sistema exitoso que se ha experimentado durante años para conseguir resultados definitivos. Es una fusión de ejercicios orientales y occidentales en el que se controla el cuerpo, haciendo hincapié en el trabajo de todos los músculos de un modo equilibrado mientras se permanece intensamente consciente de la conexión "cuerpo-mente".

Pilates garantiza la reducción del estrés, la mejora postural, el aumento de la fuerza y la flexibilidad, así como la mejora del tono, el equilibrio, la coordinación, la circulación y de la salud global. La rutina no es sólo para los atletas, modelos, bailarines y actores, sino también para los deportistas novatos, personas con problemas de espalda y aquéllos que necesiten rehabilitación después de lesionarse. Además, los ejercicios de potencia de Pilates son un desafío más para los atletas que ya han desarrollado su fuerza.

El sistema de ejercicios Pilates no sólo apunta a los músculos en movimiento que se usan en la mayoría de los ejercicios, sino también a los músculos vitales estabilizadores, a menudo olvidados por otras formas de ejercicio. Su mayor atractivo es la variación de ejercicios en lugar de basarse en repeticiones innumerables. Conectar los músculos con precisión y control requiere concentración, convirtiendo el menor movimiento en uno sumamente poderoso y desafiante.

En este libro usted se familiarizará con ejercicios de precalentamiento y trabajo en la colchoneta que puede realizar en casa, en la oficina o en la habitación de un hotel.

Disfrute del viaje...

¿Por qué Pilates?

La manera en la que tratamos a nuestro cuerpo cada día influye en cómo nos sentimos, especialmente cuando envejecemos. Puesto que gran parte de nuestro movimiento diario es inconsciente, pueden desarrollarse malos hábitos y una mala alineación, resultado de su profesión, de una vida demasiado sedentaria o de sentarse incorrectamente, o de realizar ejercicios repetitivos que no combinen el equilibrio de los músculos con el estiramiento y el fortalecimiento de éstos. La forma de su cuerpo refleja lo que hace y lo que no. El sistema Pilates aumenta la conciencia de su cuerpo durante sus actividades diarias y desarrolla la conexión cuerpo-mente, de manera que cada movimiento se vuelve consciente y controlado por la mente.

Sus músculos

La esencia de Pilates es comprender dónde llevar su cuerpo y dónde no. A menudo, la gente ejercita los músculos que ya son fuertes, sin ser conscientes de los músculos más pequeños y más profundos o de cómo localizarlos. Los músculos tensos y débiles inducidos por una postura pobre pueden causar movimientos limitados, torpes e incluso dolorosos. El funcionamiento armonioso de los músculos que sigue a un programa de fortalecimiento hace posible el movimiento dinámico e indoloro.

Distinto a otras formas de ejercicio que trabajan sólo los grupos principales de músculos, el sistema Pilates trabaja desde el interior hacia fuera, controlando cada movimiento muscular mediante la concentración en la estabilización del núcleo interior del cuerpo.

Una vida sedentaria significa que tendemos a desarrollar algunos músculos a costa de otros, que no se usan en todo su potencial. A través de Pilates descubrirá sus puntos fuertes y débiles, y aprenderá a erradicar malos hábitos.

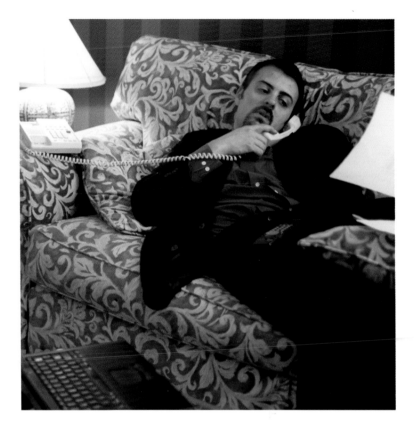

Cómo sentarse

La vida moderna nos hace pasar demasiadas horas sentados, lo que causa una postura carente de alineación y produce cansancio y tensión en su cuerpo. Esto puede corregirse a través del ejercicio.

Una vez sepa cómo, puede realizar un esfuerzo consciente para mejorar sus hábitos al sentarse:

1. Sienta los dos pies colocados igualmente en el suelo.
2. Déle peso a la rabadilla y centre su cuerpo.
3. Sienta las puntas de las orejas dirigidas hacia el techo, sin inclinar la cabeza hacia atrás.
4. Relaje los hombros y los brazos y apoye el centro de la espalda.
5. Eleve el torso superior para dejar espacio entre las caderas y la caja torácica, facilitando que los músculos abdominales (del estómago) tiren hacia atrás de forma natural hacia la espina dorsal.
6. Tenga cuidado de no empujar los hombros hacia atrás o de no expandir la caja torácica.

Dolor de espalda

El dolor de lumbares es uno de los problemas más frecuentes en adultos, en su mayoría resultado de músculos o ligamentos tensos o de nervios espinales atrapados. Pilates puede ser de ayuda mediante el trabajo de la musculatura profunda de la columna vertebral y de todos los músculos abdominales, creando una faja fuerte que faculta a aquéllos que sufren dolor de espalda para encargarse de su problema.

Foto superior: **Al repantigarse puede parecer que relaja una espalda cansada, pero en realidad puede complicar un dolor o problemas. Una postura correcta es vital.**

BENEFICIOS MENTALES Y FÍSICOS

"La salud física es el primer requisito para la felicidad."
JOSEPH PILATES

EN la vida diaria tendemos a disipar nuestra energía. Las inseguridades y sentimientos de limitación son bloqueos que nos hacen tropezar en el avance de nuestro ser y espíritu. Aprender a aprovechar la energía física y mental puede mejorar la calidad de vida. Tal es el poder de la mente humana que puede limitarle o liberarle, olvidando cualquier limitación. A través de la intelectualización de los movimientos Pilates puede conseguir claridad mental, haciendo más productivos los ejercicios. El primer paso para la intelectualización del movimiento es a través del feedback sensorial y de "sentir el movimiento". Éste implica, en su justa medida, al cuerpo a través de la mente antes de que usted se mueva, permitiéndole ejercitarse con movimientos precisos y desinhibidos.

LESIONES

Después de una lesión u operación, los músculos se protegen, preservando la zona dolorida o lesionada del cuerpo. Muchos meses e incluso años después de curarse, los músculos todavía pueden estar tensos y débiles en la zona lesionada. El dolor se desvanece de la fibra del nervio que conecta con el músculo en esa zona. A menos que se vuelva a entrenar, el músculo dolorido continuará débil indefinidamente. Esto puede crear un desequilibrio de los músculos, que ocasionará una compensación muscular, que a su vez, requiere mayor tensión en otros músculos. A veces, la mente cree que el cuerpo es incapaz de volver al estado anterior a la lesión y trata a la zona de la operación o posterior a la lesión como a una zona donde no "introducirse". Mediante la corrección gradual del desequilibrio a través de Pilates, la mente aceptará de manera más confiada que es seguro ejercitar lo que una vez fue una zona dañada.

DESCONECTANDO

Nuestra vida diaria puede ser ruidosa, ajetreada y desordenada —una receta para el estrés y posiblemente incluso dolores psicosomáticos. Una sesión de Pilates proporciona una "desconexión", al transportar la mente dentro del cuerpo, concentrándose en los ejercicios con control, coordinación, alineación, equilibrio y estabilización. Centrarse de este modo requiere una concentración intensa. Para alcanzar el control y coordinación físicos, los pensamientos deben controlar las acciones. Con una respiración continua y controlada, se experimenta una sensación de calma.

BENEFICIOS FÍSICOS
- Salud.
- Estiramiento.
- Tono muscular.
- Fortalecimiento.
- Aumento de vitalidad.
- Mejora de la vida sexual.
- Mejora de las posturas.
- Fin del dolor de espalda.

El sistema Pilates está sólidamente fundamentado en la ciencia. Un solo ejercicio o movimiento Pilates siempre incluye una alineación postural correcta, una técnica respiratoria para implicar a los músculos abdominales más profundos, un estiramiento, un fortalecimiento y una precisión de movimiento. En lugar de que las acciones sean simplemente correctas coreográficamente, las

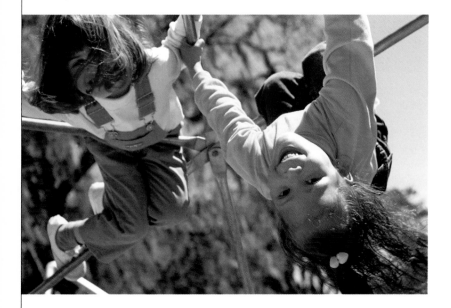

A la izquierda: **Los niños hacen ejercicios con facilidad, pero perdemos estas cualidades a medida que crecemos.**

conexiones vienen de muy dentro del cuerpo, lo que tiene como resultado un mínimo movimiento y un máximo esfuerzo, haciendo que con menos se consiga más. Durante la sesión se trabajan todos los músculos del cuerpo, empezando con los más profundos que no se pueden sentir en la superficie, hasta la espina dorsal. Este completo método de salud mejora la conciencia postural y desarrolla la flexibilidad, la fuerza y el tono muscular. Los cambios físicos que pueden conseguirse a través de Pilates son significativos, como por ejemplo, la mejora postural, el aumento de fuerza y un estómago plano.

REEDUCACIÓN

Alguna gente aún cree en la teoría de que sin dolor no se gana nada, asociando en realidad el ejercicio con la fatiga muscular y/o el dolor. Por el contrario, Pilates enseña que los músculos doloridos son, de hecho, el resultado de la acumulación de metabólicos residuales inducidos por el desequilibrio muscular, la fatiga muscular causada por la excesiva repetición, músculos desgarrados, un movimiento dañino y el olvido de un precalentamiento y estiramiento.

El método Pilates incluye la conciencia anatómica, que combinada con la plena conciencia mente-cuerpo, no debería dejarle sintiéndose ni mental ni físicamente agotado.

El sistema Pilates ha sido practicado durante mucho tiempo por famosos, como Martha Graham, los actores Gregory Peck, Audrey Hepburn y Jodie Foster, la tenista Pat Cash y la estrella del rock Madonna. Equipos internacionales de rugby y *cricket* de todo el mundo están incluyendo Pilates en sus programas de entrenamiento para reducir el riesgo de lesiones.

JOSEPH PILATES
Hombre y mentor 1880-1967

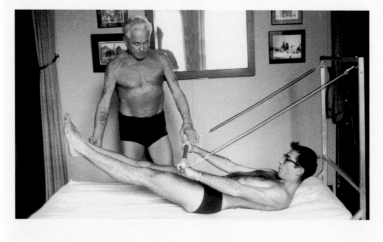

Joseph Humbertus Pilates nació en Alemania y fue un niño enfermizo que padeció asma, fiebre reumática y raquitismo. Decidido a superar sus debilidades y mejorar su estado físico, se convirtió en un experto gimnasta, esquiador, boxeador, culturista, nadador de competición y entrenador de defensa personal.

Teniendo un vivo interés por el kárate y el yoga, combinó las disciplinas de ejercicios orientales y occidentales para establecer el concepto mente-cuerpo que subyace en el centro del sistema Pilates. La filosofía griega antigua también le sirvió de inspiración.

Internado en un campo de prisioneros durante la Primera Guerra Mundial, Pilates ayudó a los vigilantes y prisioneros a mantener la salud. Usando su litera, los muelles de su colchón y su silla, improvisó la creación del aparato que iba a convertirse en el Reformer, el Trapecio (en la foto superior) y la silla Wunda, que se encuentra todavía en los estudios Pilates. Durante este período, se extendió una devastadora epidemia mundial de gripe, cobrándose

50 millones de vidas. Milagrosamente, no hubo bajas por gripe en el campamento de Pilates, un hecho atribuido directamente a la buena forma de los hombres. El ejército británico entonces empleó a Pilates para ayudar en el entrenamiento de sus tropas. Después de la guerra, emigró a Estados Unidos, donde él y su esposa, Clara, establecieron el primer estudio Pilates en Nueva York, en 1926.

El famoso coreógrafo ruso, George Ballanchine del Ballet de la Ciudad de Nueva York, empezó pronto a enviar a sus bailarines a las clases de Pilates. Las piezas de baile conocidas como los "Siete pecados capitales", coreografía de Ballanchine, incorpora la sesión de colchoneta de Pilates. La americana Martha Graham, decana de la danza moderna del siglo XX, también estudió con Pilates, inspirándose en sus movimientos para desarrollar la técnica Graham.

Pilates murió a la edad de 87 años en 1967, pero dejó un poderoso legado que continuará beneficiando a muchas personas durante años.

LA ELECCIÓN DE UN MAESTRO DE PILATES

UN libro o video de Pilates sirve como guía y es de gran utilidad para reforzar el conocimiento que pueda haber adquirido ya sobre el tema. Sin embargo, los puntos más sutiles, como también la profundización mental y física del tema, pueden perderse o malinterpretarse si se limita a ser usted su único maestro.

Siempre es aconsejable consultar a un maestro de Pilates para comprobar que su posición es correcta. Un buen maestro de Pilates también podrá aconsejarle sobre sus puntos personales fuertes y débiles, y le ayudará a trazar un programa adecuado específicamente a su destreza y necesidades. Con orientación, progresará continuamente hasta conseguir su pleno potencial.

El programa Pilates completo consiste en unos ejercicios de colchoneta y otros basados en aparatos. Un estudio Pilates equipado tiene un Reformer, un Trapecio (también conocido como Cadillac), una silla Wunda, varios barriles, bolas de fisioterapia de diferentes tamaños, correas y círculos de fitness. En las máquinas trabajará contra la resistencia y será perfectamente consciente de lo que cada ejercicio en particular subraya y espera de su cuerpo. Esto le permitirá comprender la profundidad y control del movimiento con más claridad. Lo que aprenda en las máquinas se aplicará también a su trabajo en la colchoneta, facilitando que se haga incluso más efectivo.

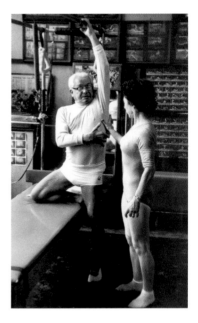

Arriba: **Joseph Pilates muestra un movimiento en el Trapecio o Cadillac.**
A la izquierda: **Un maestro de Pilates puede ayudarle a aumentar el equilibrio, la fuerza y el control necesarios para conseguir soltura de movimiento en este ejercicio de ángulo lateral.**

Con una instrucción personalizada aprenderá desde el principio a realizar los ejercicios correctamente. Bajo la atenta mirada del maestro, empleará el cuerpo con precisión y apuntará a los músculos adecuados para cada ejercicio específico.

Muchos entrenadores de salud y mantenimiento físico están incorporando el sistema Pilates en su trabajo, a menudo sin suficiente conocimiento ni de anatomía ni del profundo sentido físico y mental de Pilates.

Nunca se insiste de más en la importancia de los principios de Pilates aplicados a los ejercicios. El riego de lesión aumenta si los principios referentes a la posición (de la columna neutra, el tórax, los hombros) y a la estabilización no se mantienen.

Es de gran importancia escoger un maestro experimentado y de buena reputación que haya conseguido un certificado acreditativo de un centro de Pilates reconocido.

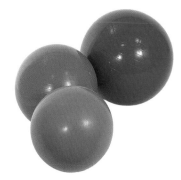

Bolas de fisioterapia

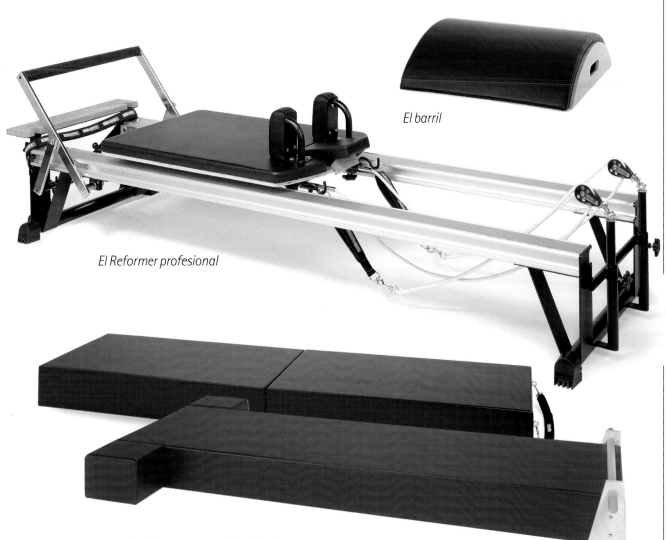

El barril

El Reformer profesional

Arriba: **El equipo de Pilates se desarrolló originalmente por Joseph Pilates, gimnasta y culturista alemán. El equipo actual es sofisticado y está bien diseñado.**

Colchonetas de suelo, una elevada y la otra partida en dos

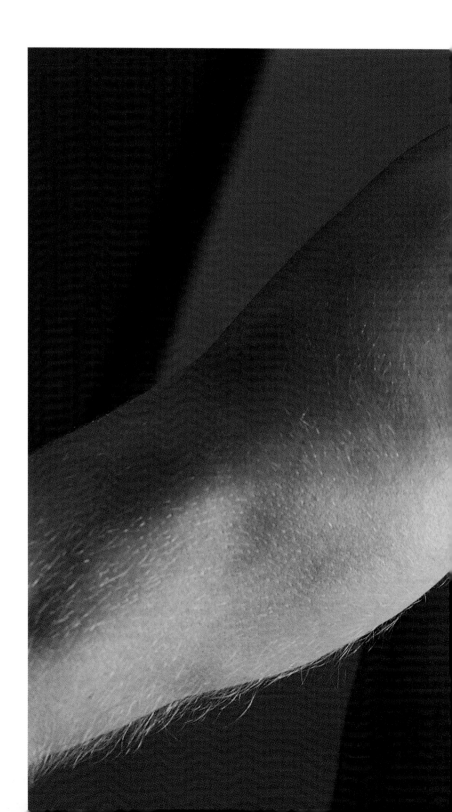

"El programa Pilates
desarrolla el cuerpo de
forma uniforme, corrige
malas posturas, recupera
la vitalidad física,
fortalece la mente y
eleva el espíritu."

JOSEPH PILATES

"Un hombre es tan joven
como su columna vertebral."

JOSEPH PILATES

LA COMPRENSIÓN
DEL CUERPO

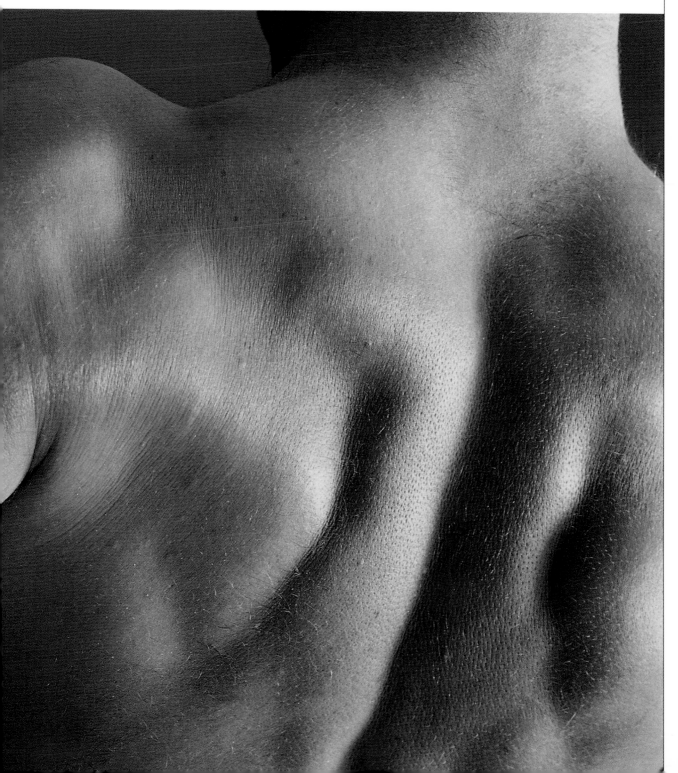

La anatomía

"Cada músculo puede ayudar cooperativa y fielmente al desarrollo uniforme de todos nuestros músculos."

Joseph Pilates

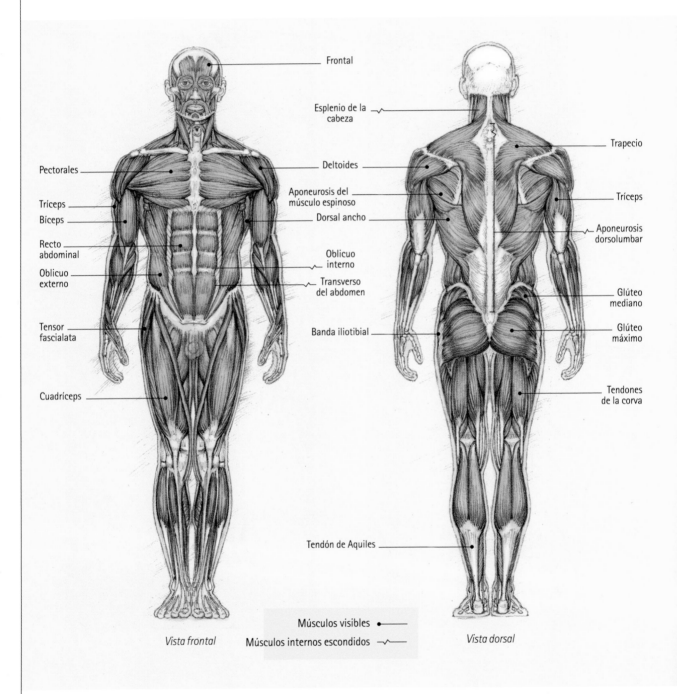

Vista frontal

Frontal
Pectorales
Tríceps
Bíceps
Recto abdominal
Oblicuo externo
Tensor fascialata
Cuadríceps
Deltoides
Aponeurosis del músculo espinoso
Dorsal ancho
Oblicuo interno
Transverso del abdomen
Banda iliotibial
Tendón de Aquiles

Vista dorsal

Esplenio de la cabeza
Trapecio
Tríceps
Aponeurosis dorsolumbar
Glúteo mediano
Glúteo máximo
Tendones de la corva

Músculos visibles
Músculos internos escondidos

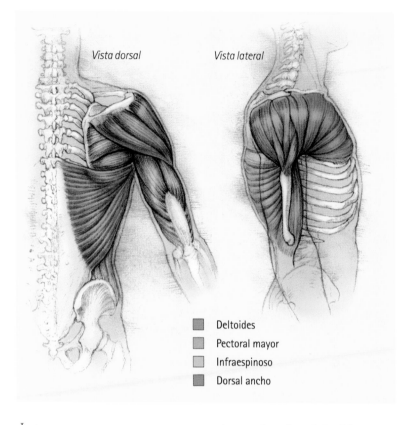

Vista dorsal Vista lateral

■ Deltoides
■ Pectoral mayor
□ Infraespinoso
■ Dorsal ancho

LA conexión neuromuscular o mente-cuerpo del sistema Pilates hace que sea vital, para los que lo practican, el obtener una básica comprensión de anatomía, especialmente la parte esqueleto-muscular.

La precisión con la que los movimientos Pilates se ejecutan requiere un conocimiento profundo de los músculos seleccionados para un ejercicio, incluso antes de emprender el movimiento de los mismos.

Estudie atentamente las ilustraciones de este capítulo para mejorar su conocimiento y entrenamiento.

Los músculos esplenios
Acción: Movimiento de la cabeza y del cuello para la ampliación cervical (para mirar hacia arriba), rotación y giro de la cabeza hacia los lados.
Aplicación: Los músculos esplenios hacen que el trapecio superior y el músculo erector de la columna entren en juego.

Los músculos deltoides
Acción: Implicados en movimientos de elevación de los brazos.
Aplicación: El trapecio estabiliza el omóplato y el deltoide tira del húmero (parte superior del brazo) durante la elevación de un brazo.

Los músculos del trapecio
El trapecio superior
Acción: Elevación de la escápula (elevación de los omóplatos o paletillas) y prolongación de la cabeza (mirando hacia arriba).

El trapecio medio
Acción: Elevación de la escápula y aducción (juntando las paletillas).

El trapecio inferior
Acción: El trapecio inferior hace descender a los omóplatos o paletillas y facilita los movimientos de elevación circular de la escápula.

Aplicación: Cuando todas las partes del trapecio trabajan juntas, empujan hacia arriba y a los omóplatos hasta juntarlos. Cuando elevas un objeto por encima de la cabeza, el trapecio sujeta los omóplatos contra la caja torácica.

El músculo dorsal ancho
Acción: Tira de la faja entera del hombro hacia abajo.
Aplicación: Se siente en todos los ejercicios en que se bajan los brazos.

El pectoral mayor
Acción: Ayuda al músculo dorsal ancho, por ejemplo a un gimnasta que trabaja en las anillas, donde los brazos se alargan y se mantienen cerca del cuerpo.
Aplicación: Se usa en flexiones, lanzamientos, estiramientos de los brazos.

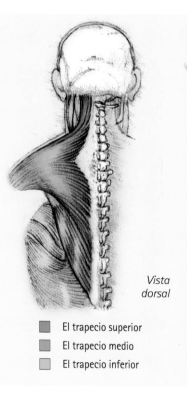

Vista dorsal

■ El trapecio superior
■ El trapecio medio
□ El trapecio inferior

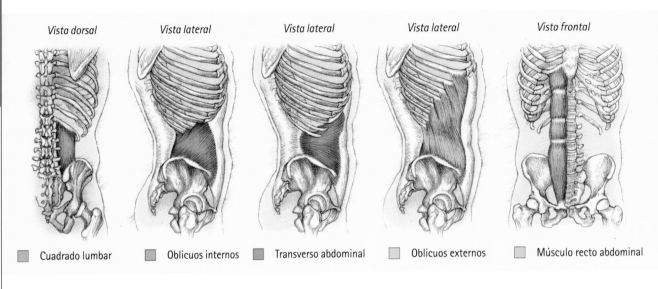

Vista dorsal   *Vista lateral*   *Vista lateral*   *Vista lateral*   *Vista frontal*

■ Cuadrado lumbar   ■ Oblicuos internos   ■ Transverso abdominal   ■ Oblicuos externos   ■ Músculo recto abdominal

El cuadrado lumbar

Acción: Estabiliza la pelvis y la zona lumbar (parte baja de la columna).

Aplicación: Aplicado al estiramiento de lumbares (cuando la zona baja de la columna se arquea hacia atrás) y a la flexión lateral lumbar (flexión hacia el lado de la zona lumbar de la columna).

El músculo recto abdominal

Acción: Flexión lumbar espinal (flexión hacia delante de la zona inferior de la columna).

Aplicación: Flexión espinal.

El músculo transverso abdominal

Acción: Espiración forzada (respiración hacia fuera), tirando de la pared abdominal hacia dentro.

Aplicación: Éste es el músculo principal de la espiración forzada, facilitada por el músculo recto abdominal y los oblicuos externos e internos. Es el principal músculo "corsé" que mantiene plano el abdomen.

El músculo oblicuo externo

Acción: Ambos lados: flexión de la zona lumbar (flexión hacia delante de la zona inferior de la columna).

Lado derecho: Flexión de la zona lumbar hacia la derecha o giro de ésta hacia la izquierda.

Lado izquierdo: Flexión de la zona lumbar hacia la izquierda o giro de ésta hacia la derecha.

Aplicación: Estos músculos de ambos lados del torso pueden funcionar independientemente. Cuando funcionan juntos ayudan al músculo recto abdominal, por ejemplo, a flexionar la columna vertebral cuando salimos de la cama. Cada lado del oblicuo externo debe estirarse individualmente.

El músculo oblicuo interno

Acción: Ambos lados: flexión de la zona lumbar (flexión hacia delante de la zona inferior de la columna).

Lado derecho: Flexión de la zona lumbar hacia el lado derecho o giro a la derecha.

Lado izquierdo: Flexión de la zona lumbar hacia el lado izquierdo o giro hacia la izquierda.

Aplicación: Las fibras musculares de los músculos oblicuos internos están situadas diagonalmente en dirección contraria a los músculos oblicuos externos. El músculo oblicuo interno izquierdo hace girar el torso hacia la izquierda y el músculo oblicuo interno derecho, hacia la derecha. En movimientos de giro, los oblicuos internos y los externos en lados contrarios funcionan juntos.

Los músculos de la base de la pelvis

Acción: Comprime el abdomen, es activo en la espiración forzada (respiración hacia fuera), contrae los músculos vaginales en las mujeres y la uretra, en los hombres.

Aplicación: La contracción mientras se orina es un ejemplo de cómo aplicar este músculo.

Los cuadríceps

Éste consiste en cuatro músculos: recto femoral, vasto lateral, vasto intermedio, vasto medial.

Acción: Los cuatro músculos están ligados a la rótula y son extensores de la rodilla. El recto anterior ayuda a la flexión de cadera.

Aplicación: Los cuadríceps actúan como deceleradores para disminuir la velocidad o cambiar de dirección. Las personas con habilidad para saltar tienen unos fuertes cuadríceps.

Vista frontal

Ilíaco

Psoas mayor

Recto femoral

Vasto lateral

Vasto medial

Psoas mayor

Ilíaco

Cuadríceps

El iliopsoas

Consiste en el músculo ilíaco, el psoas mayor y el psoas menor.

Acción: Flexión desde la cadera y giro de las piernas hacia fuera.

Aplicación: Activado cuando elevamos las piernas del suelo mientras se está estirado sobre la espalda.

El glúteo mayor

Acción: Rotación y extensión de la cadera. Las fibras inferiores ayudan en la aducción (movimiento central hacia la línea central del torso).

Aplicación: Correr, saltar y volver de una posición en cuclillas a una de pie.

El glúteo medio

Acción: Rotación de la cadera.

Aplicación: Al caminar, cuando el cuerpo está equilibrado sobre una pierna, evita que la cadera contraria baje.

El glúteo menor

Acción: Abducción de la cadera (movimiento lateral lejos de la línea central del torso). Rotación interna mientras el fémur abduce.

Aplicación: El glúteo menor y el glúteo medio se usan al correr y saltar, cuando el peso del cuerpo se pasa de un pie al otro.

El tensor fascialata

Acción: Hace girar la cadera internamente mientras se flexiona: abducción de la cadera (por ejemplo, elevar el muslo cuando se está acostado de lado); y la flexión hacia delante desde la cadera.

Aplicación: Este músculo ayuda a evitar la rotación externa. Se usa al girar el pie hacia dentro al caminar o correr, que es una posición débil. El tumbarse sobre la espalda y elevar la pierna con el fémur girado hacia dentro también lo activará. Se puede desarrollar en la posición de estar acostado de lado, subiendo la pierna y bajándola para descansar sobre la otra.

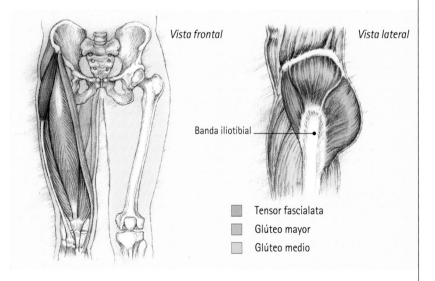

Vista frontal

Vista lateral

Banda iliotibial

Tensor fascialata

Glúteo mayor

Glúteo medio

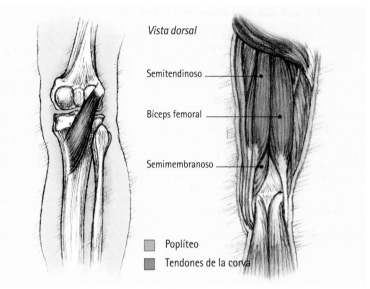

Vista dorsal

Semitendinoso

Bíceps femoral

Semimembranoso

- ⬜ Poplíteo
- ⬛ Tendones de la corva

Los tendones de la corva

Estos antagonistas (músculos contrarios) al cuadríceps, están situados en la parte de atrás del muslo y son los responsables de la flexión de la rodilla. Consisten en tres músculos:

1. El bíceps femoral

Acción: Flexión de la rodilla, giro de la rodilla hacia fuera, y el estiramiento de la cadera (alargamiento de los músculos en la parte trasera de la pierna).

2. El semitendinoso
3. El semimembranoso

Acción: El semitendinoso y el semimembranoso, ayudados por el músculo poplíteo detrás de la rodilla, son los responsables de la flexión de la rodilla y del giro de ésta hacia dentro.

Aplicación: Los tendones de la corva se mencionan a menudo como "los músculos de correr" debido a su función aceleradora. La tirantez de este tendón es frecuente en deportes que requieren correr a gran velocidad.

Son importantes los ejercicios especiales para mejorar la fuerza y flexibilidad de estos tendones.

El poplíteo

Acción: Ayuda a los tendones de la corva a desbloquear la rodilla que se flexiona.

Aplicación: Este músculo es el único que flexiona verdaderamente la pierna por la rodilla y es vital para la estabilidad de la rodilla. Ayuda a los tendones de la corva y se usa al caminar y correr.

AGONISTAS Y ANTAGONISTAS

Agonista: Los movimientos o músculos principales que toman parte en una acción.

Antagonista: Normalmente situados en el lado contrario de la unión del antagonista, estos músculos se encargan de la acción opuesta. Por ejemplo, cuando el cuadríceps se contrae, es el agonista, y los tendones serían los antagonistas. Cuando los tendones se contraen, son los agonistas y el cuadríceps, el antagonista.

La aponeurosis dorsolumbar

Acción: Alargamiento y flexión hacia el lado de la espina dorsal.

Aplicación: Siendo el músculo más grande de la columna vertebral, mantiene el cuerpo derecho. Funciona cuando la pelvis es neutra (sin inclinarse hacia atrás o hacia delante) y la columna se alarga. Los ejercicios de fortalecimiento se realizan normalmente recostados sobre el estómago.

Los músculos serratos

Acción: Alargamiento y rotación contralateral (torsión del lado contrario) de la columna.

Aplicación: Estos profundos músculos espinales son los responsables de la estabilización de cada vértebra encima de la siguiente. Cuando el músculo transverso abdominal es empleado (usando la técnica Pilates de "vientre hacia la columna") los serratos estabilizan la zona lumbar.

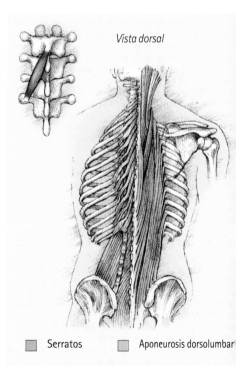

Vista dorsal

- ⬜ Serratos
- ⬜ Aponeurosis dorsolumbar

LA ALINEACIÓN POSTURAL

E L análisis postural le ayudará a entender su cuerpo antes de embarcarse en una rutina de ejercicios Pilates por primera vez. Cualquier persona mayor de 40 años debería hacerse un chequeo médico antes de empezar, especialmente cuando anteriormente practicar ejercicio no había sido una prioridad. Como en cualquier programa de ejercicios, las mujeres embarazadas y cualquiera que esté recibiendo un tratamiento médico específico, como para una enfermedad del corazón o para la tensión arterial, debería consultar a un médico antes de emprender el programa Pilates.

EL ANÁLISIS POSTURAL

Aunque muchas personas se miran en un espejo sin ver realmente sus propios desequilibrios posturales, identificarlos es crucial. Sólo dirigiéndose a los desequilibrios de los músculos y los modelos incorrectos de movimiento que se han desarrollado con el paso del tiempo, puede el sistema Pilates llevar al cuerpo de nuevo a su estado equilibrado.

Mire las ilustraciones de posturas mal colocadas y/o desequilibrios musculares en esta página y las páginas 28-30. ¿Se reconoce en una o más de ellas? Una vez que haya identificado sus propias desviaciones posturales, comience a trabajar en la corrección de su alineación o desequilibrio muscular.

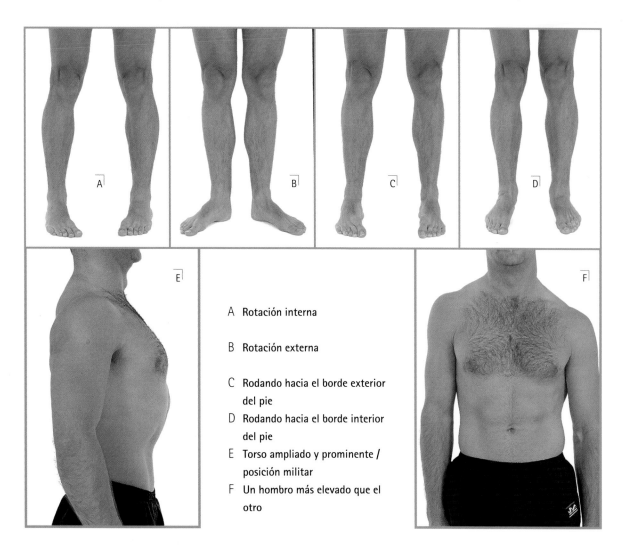

A Rotación interna

B Rotación externa

C Rodando hacia el borde exterior del pie

D Rodando hacia el borde interior del pie

E Torso ampliado y prominente / posición militar

F Un hombro más elevado que el otro

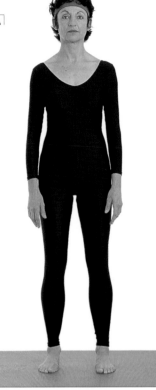

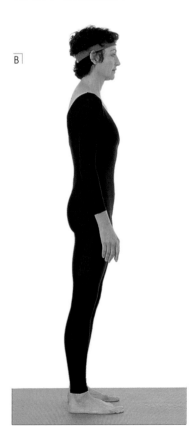

La corrección y mejora postural

1. **Las piernas:** De pie enfrente de un espejo para verse de cuerpo entero, con las piernas separadas a la anchura de las caderas, los pies paralelos, empleando los músculos de los muslos, con las rodillas estiradas, pero no demasiado estiradas (por ejemplo, no empuje la parte trasera de las rodillas).

2. **Los pies:** Intente alinear la rótula con el centro del pie y equilibre el peso del cuerpo sobre los pies de manera uniforme, evitando que los pies rueden hacia fuera o hacia dentro.

3. **La pelvis neutra:** Coloque los dedos en los huesos de las caderas y alinee estos huesos con el del pubis de manera que los tres estén en el mismo plano. No debería haber ninguna inclinación pélvica hacia delante ni hacia atrás.

4. **Torso:** Imagínese metiendo suavemente las costillas inferiores y bajándolos ligeramente hacia los huesos de las caderas. Ahora eleve el esternón sin alterar la colocación de la caja torácica.

5. **Cabeza y hombros:** Emplee el trapecio inferior y deslice los omóplatos o paletillas bajándolas hacia las caderas. Mantenga una colocación igual de los hombros, sin que uno esté más elevado que el otro. Equilibre la cabeza perfectamente encima de la columna vertebral, sin inclinarla hacia un lado, y coloque la frente ligeramente delante de la barbilla para evitar contraer la parte posterior del cuello.

Arriba a la izquierda: **Correcta alineación postural, con la pelvis neutra y la rodilla sobre el centro del pie.**

A la izquierda: **Vista lateral con la cabeza demasiado hacia delante. La oreja debería estar por encima del hombro para una correcta alineación.**

Los músculos estabilizadores y los movilizadores

El sistema de ejercicios Pilates subraya el papel de estabilización de los músculos. Los estabilizadores son los músculos que envuelven a una articulación o parte del cuerpo, estabilizándola mediante el asimiento de los huesos en su sitio y permitiendo que otra extremidad o parte corporal se mueva. Estos músculos son responsables de movimientos más grandes. Idealmente, deberían movilizar y los estabilizadores, estabilizar. Los músculos estabilizadores empiezan a perder su efectividad cuando comienzan a actuar más como músculos movilizadores. Un buen ejemplo es cuando se realizan flexiones abdominales sin ningún conocimiento de cómo emplear los estabilizadores. Para que las flexiones abdominales sean efectivas, el músculo transverso abdominal y los músculos oblicuos deberían emplearse conscientemente. Cuando no lo son, se convierten en movilizadores.

Durante las actividades diarias, la zona inferior de la columna y la zona pélvica no suelen estar estabilizadas. La razón de que Pilates sea efectivo para personas con problemas de espalda es porque se concentra en fortalecer los músculos estabilizadores que sujetan la columna.

Los músculos sinérgicos

Estos músculos ayudan al movimiento delicado y evitan el movimiento indeseado.

La alineación del cuerpo y las articulaciones

Los músculos sostienen al cuerpo en su estado natural cuando el cuerpo está bien alineado. Si la conexión de las articulaciones no es correcta cuando realizan los ejercicios, la tensión y el desequilibrio muscular indebidos aparecen. Por lo tanto, la alineación correcta y consciente debería preceder a cualquier ejercicio.

Hay muchos tipos de articulaciones. Algunas son inmóviles, otras son ligeramente móviles, mientras que las articulaciones de libre movimiento se conocen como articulaciones sinoviales. Cubiertas de cartílago, se lubrifican con el fluido sinovial. Sin lubrificación, la osteoartritis puede llegar a desarrollarse. El movimiento y el ejercicio lubrifican el cartílago que rodea a las articulaciones. Todas las articulaciones se ven afectadas entre si. Si por ejemplo, la cadera es una zona problemática, se puede manifestar el dolor en la rodilla —un fenómeno conocido como dolor remitido. Cuando la cadera está alineada correctamente, sin embargo, el dolor de la rodilla desaparece.

EL ENVEJECIMIENTO Y LA COLUMNA

Al envejecer, un lado del cuerpo está más desarrollado, porque no se mantiene el equilibrio entre los músculos de delante de la columna y los de detrás. Esto puede causar dolor e incomodidad.

Con una vida sedentaria, los músculos abdominales se vuelven más débiles. Esto provoca debilidad en los músculos de la espalda y una postura pobre. Para mantenerse erguido, la aponeurosis dorsolumbar tiene que trabajar demasiado, volviéndose tensa y fuerte, mientras que los abdominales se alargan y debilitan.

Las repeticiones excesivas de flexiones hacia delante, hacia atrás o hacia el lado arruinarán el equilibrio y presionarán sobre los discos de la columna. La mayoría de la gente no tiene una columna recta. Aunque algunos desórdenes pueden resultar difíciles de corregir, el trabajar para fortalecer los músculos ayudará a disminuir la tensión que podría ser dolorosa.

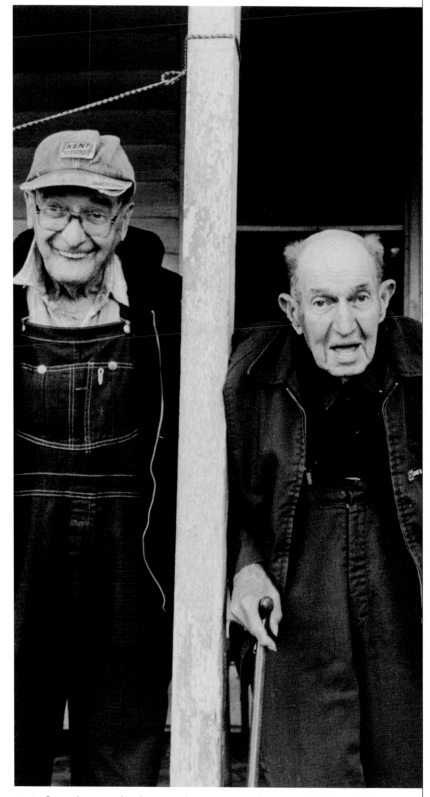

Arriba: **Creyendo que un hombre es tan joven como su columna vertebral, Joseph Pilates abogó por los ejercicios de fortalecimiento y equilibrio para reducir la tensión.**

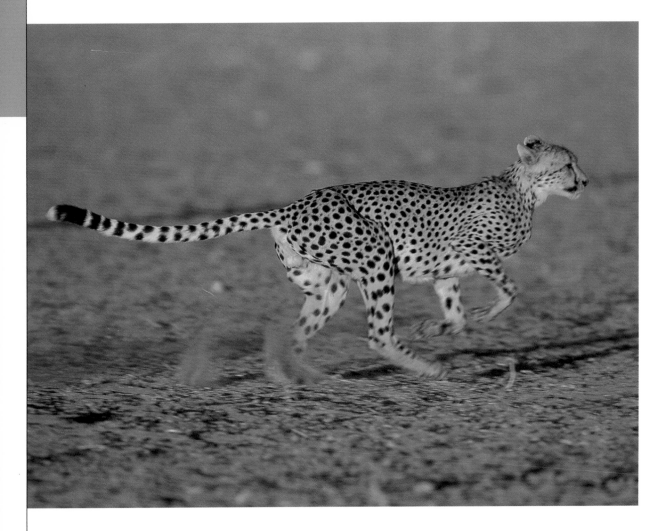

EL MOVIMIENTO ANIMAL

Los seres humanos tienden a concentrarse en una sola zona en vez de utilizar todos los músculos, ya estén sentados, de pie, caminando o corriendo. Un animal se estira desde la cabeza hasta los pies cuando cambia de una posición supina a otra de pie.

Los animales poseen una flexibilidad, equilibrio, fuerza y vitalidad naturales. Joseph Pilates creía que el movimiento humano debería ser tan natural como el movimiento animal. Algunos ejercicios de Pilates incluso reciben el nombre de animales, por ejemplo, "el cisne", "la foca" y "el estiramiento del gato".

ESTILO DE VIDA, MOVIMIENTO Y DEPORTE

Los bebés recién nacidos y los niños pequeños no tienen desequilibrios musculares, ni una postura pobre. Ciertamente, muchas de estas posturas tienen que ver con el estilo de vida occidental. El desequilibrio del esqueleto y de los músculos pueden ser provocados por muchas razones, como su tipo de trabajo, las sillas

Arriba: **Pilates creía que los humanos deberían esforzarse por emular la gracia y la flexibilidad animal.**

que proporcionan un sostén inadecuado, las tareas diarias, una enfermedad, una lesión, el estrés, el deporte y la falta de conciencia postural. En cierta medida, también la postura puede ser hereditaria. Sea cual sea la causa, debería tratarse y mejorarse.

El desequilibrio muscular ocurre cuando ciertos músculos se alargan (a menudo debido a una mala postura) mientras que otros se acortan —por ejemplo, cuando una persona se sienta encorvada sobre una mesa de despacho. En esta posición de encorvamiento, el trapecio superior asume el control. El trapecio superior y los músculos pectorales se acortan, mientras que el trapecio inferior

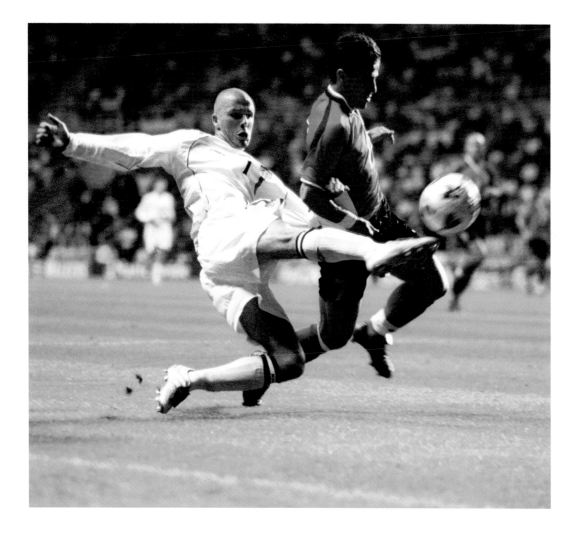

se alarga y se debilita. El músculo dorsal ancho y el trapecio inferior deberían trabajar como estabilizadores para mantener los hombros bajados correctamente. Si no, el desequilibrio provoca que los músculos más grandes del cuerpo se compensen, asumiendo el control del movimiento y causando modelos de movimiento ineficaz que se convierten en malos hábitos por la repetición.

El deporte crea un movimiento específico repetitivo, que añade desequilibrio muscular. La mayoría de programas de fitness ponen a punto sólo los músculos movilizadores. Los problemas surgen cuando estos músculos actúan como estabilizadores porque éstos se han vuelto inactivos. Cuando los músculos reducidos no se contraen bien, no pueden relevar a los músculos contrarios correctamente. El desequilibrio muscular y el movimiento equivocado son el resultado de esto.

La postura ideal se consigue al tener los músculos estabilizadores activados y ayudando a los movilizadores. El cuerpo se sostiene de un modo distendido con una sinergia muscular correcta.

Arriba: **El sistema Pilates puede ayudar a los deportistas a reducir la tensión muscular que surge de los movimientos repetitivos.**

LA COMPRENSIÓN DEL PROPIO CUERPO

Mucha gente tiene desequilibrios musculares, que pueden convertirse en problemas físicos. Los movimientos Pilates requieren un método cerebral y una comprensión del propio cuerpo. Una vez que una postura mal alineada se ha corregido o mejorado, el cuerpo puede fortalecerse con esos movimientos. Con la ejercitación de músculos específicos se restablecen los patrones de un movimiento correcto.

Su cuerpo es su responsabilidad. Encárguese de él y de su vida. Todo lo que tiene que hacer es centrar la mente en él.

El trabajo de las zonas débiles

Trabajar sobre las zonas débiles significa reeducar los músculos. Cuando los músculos y ligamentos no ofrecen el sostén correcto, las articulaciones superan el campo de acción normal, tirando de los ligamentos y las cápsulas de las articulaciones. Como resultado aparece la deficiente alineación o mala postura, que lleva a la indebida tensión en los huesos, las articulaciones y los músculos.

Cada persona es diferente. Por lo tanto, trate de analizar y comprender sus propios desequilibrios posturales. Después, dedique tiempo y esfuerzo a corregir las zonas débiles de su cuerpo.

La sobrecarga de los músculos

El principio básico del ejercicio es sobrecargar los músculos, que se fortalecen como respuesta a la carga colocada sobre ellos. Sin embargo, el fortalecimiento inconsciente por la sobrecarga de los músculos no siempre dará resultados en un breve período de tiempo. Sin el conocimiento de la anatomía del cuerpo y el entendimiento de sus puntos fuertes y débiles, no podrá conseguir una marcada mejoría en la fuerza o tejidos musculares. Si, no obstante, se ejercita conscientemente, con claros objetivos, aplicando menos carga en un período de tiempo más largo, es probable que se consigan más resultados positivos.

La sobrecarga no siempre es una progresión natural en el ejercicio. En algunos casos, debería reducirse la carga para conseguir los resultados deseados. La frecuencia, intensidad y duración siempre debería tenerse en cuenta. Cuando se fatigan los músculos, otros músculos acuden para ayudar en el ejercicio —abandonando el objetivo de trabajar músculos o grupos de músculos específicos. Lo que es más importante: aparece la lesión si los músculos están cansados.

Adaptaciones específicas a las exigencias impuestas

Con el paso del tiempo, el cuerpo se adapta y acepta las tensiones a las que constantemente se le somete. La adaptación consciente para corregir la postura, así como también el conocimiento de los músculos y de la alineación del esqueleto, le facilitarán el fortalecimiento de las zonas débiles usando músculos específicos para los movimientos para los que se proponen. La comprensión de cómo emplear músculos específicos para un ejercicio determinado es un requisito de Pilates.

Sea específico

La fuerza, la resistencia y la flexibilidad varían de un grupo de músculos a otro, así como también de una persona a otra.

Un ejercicio específico puede ser inadecuado para sus necesidades individuales. Debe tenerse en cuenta la constitución del cuerpo en relación con las repeticiones y entrenamiento de pesas. Trabajar con un equipamiento no ajustado adecuadamente a su altura, fuerza o habilidad es un ejercicio poco inteligente.

Los modelos "desiguales"

La desigualdad es un estado en el que un hombro está más elevado que el otro y es típico cuando domina un lado del cuerpo. El cuerpo de una persona diestra puede desarrollarse más en el lado derecho. Normalmente, existe una ligera desviación de la columna, con una cadera más elevada que la otra. De pie delante de un espejo e inclinando la pelvis hacia el lado, para nivelar las caderas, corregirá temporalmente el desequilibrio. Lo que es más difícil, sin embargo, es mantener el equilibrio correcto a nivel consciente. Aumentar las repeticiones de un ejercicio en el lado más débil del cuerpo, combinadas con una alineación corporal correcta, ayuda a equilibrar los modelos desiguales.

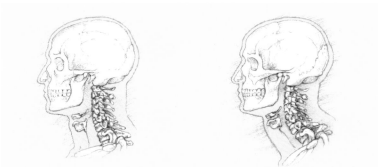

Arr. izq.: **Alineación correcta de cervicales.** *Arr. dra.:* **Alargamiento de cervicales, con zona superior de la espalda redondeada y la barbilla hacia delante (barbilla que asoma).**

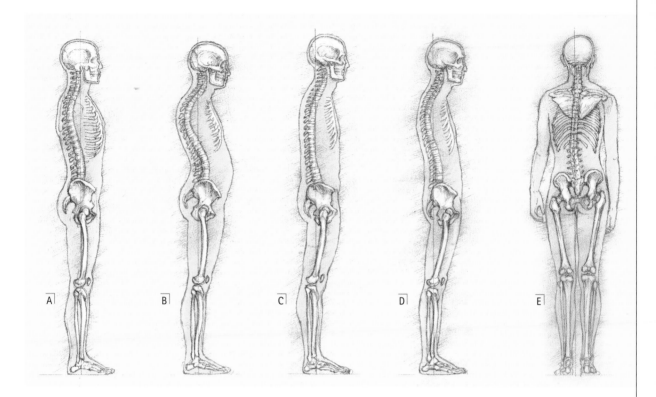

A	Alineación ideal
B	Postura de cifosis o lordosis
C	Postura de espalda plana
D	Postura de balanceo hacia atrás
E	Postura de escoliosis

EL ADELANTAMIENTO DE LA CABEZA (SOBRESALIENDO LA BARBILLA HACIA DELANTE)

El patrón con el que el cráneo se mueve hacia delante y la barbilla sobresale viene acompañado con un aumento de lordosis cervical (espalda ahuecada). Cuando la zona superior de la espalda desciende bruscamente, hay un cambio compensatorio en la posición de la cabeza y el cuello. Es necesaria una buena alineación de la zona superior de la espalda para restablecer la alineación correcta de la cabeza y el cuello para evitar la tensión muscular.

Para una correcta alineación de la cabeza:

1. Abra los pectorales, tire de la zona media de la espalda hacia abajo y emplee el músculo dorsal ancho.

2. Aumente la longitud entre la base del cráneo y el cuello y sienta la parte superior de las orejas empujando hacia arriba.

Sienta la parte posterior del cuello alargarse. Imagine la cabeza perfectamente equilibrada encima de un pincho.

LA TENSIÓN EN LA ZONA SUPERIOR DE LA ESPALDA Y EN EL CUELLO

Cuando la parte superior del cuerpo está posicionada correctamente, la columna está erguida sin mostrar una exagerada cifosis o lordosis cervical.

La estabilización de los omóplatos ayuda a aliviar la tensión del cuello y de la zona superior de la espalda. El empleo del trapecio inferior y de los músculos de la faja del hombro proporciona estabilidad a los omóplatos, sirviendo de sostén para la actividad del hombro. Abrir los pectorales y bajar el músculo dorsal ancho hacia la cintura ayuda a la estabilidad de los omóplatos. El fortalecimiento adecuado de los músculos rotatorios proporcionará resistencia y asegurará un funcionamiento adecuado.

CIFOSIS

La columna entre los omóplatos es normalmente convexa a la espalda. Sin embargo, es anormal si se convierte en una curvatura similar a una joroba. Aún cuando la zona inferior de la espalda pueda ser fuerte, la zona superior, la aponeurosis dorsolumbar y los flexores del cuello pueden ser débiles. Las posturas y actividades habituales a menudo motivan el desarrollo de la postura de lordosis-cifosis, donde una compensa a la otra, y pueden ser la causa de un desequilibrio substancial de los músculos y el esqueleto. La cifosis está asociada con la osteoporosis. La postura cifótica no debería confundirse con los hombros redondos, aunque de hecho uno podría acompañar al otro en algunos casos.

Abrir los pectorales, bajar la zona media de la espalda y emplear el músculo dorsal ancho ayuda a mejorar la cifosis.

EL DESEQUILIBRIO MUSCULAR

Éste es un desequilibrio de fuerza entre los músculos agonistas y los antagonistas, por ejemplo, entre un fuerte cuadríceps (agonista) y unos débiles tendones de la corva (antagonista).

Los músculos que se acortan tienden a ser más fuertes que sus músculos antagonistas, mientras que los músculos que se alargan tienden a ser más débiles. Un ejemplo de ello es cuando el trapecio superior y los pectorales son más fuertes y más apretados, y el trapecio inferior y el músculo dorsal ancho son más débiles. Esto ocasiona como resultado una postura encorvada de la parte superior del cuerpo que podría estar ocasionada por el hecho de sentarse detrás de una mesa de despacho sin conciencia postural.

LAS ARTICULACIONES Y LA FAJA DE LOS HOMBROS

La posición del brazo y de la articulación del hombro depende de la posición del omóplato. En una alineación ideal, los omóplatos descansan planos contra la espalda. El deficiente posicionamiento de los omóplatos tiene el efecto negativo de alinear mal las articulaciones de los hombros.

Los ejercicios Pilates realizados en la posición boca abajo (sobre su estómago), tales como el "diamante" y el "cisne", ayudan a fortalecer el trapecio y los romboides. Esto, a su vez, ayuda a fortalecer las articulaciones y la faja de los hombros.

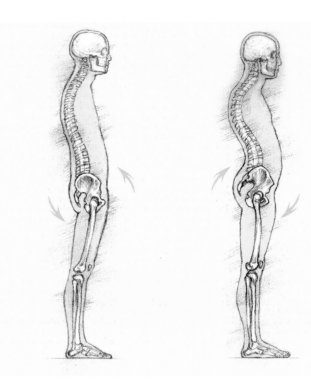

Arriba: **Inclinación pélvica posterior**   *Arriba:* **Inclinación pélvica anterior**

EL SÍNDROME DE LOS HOMBROS ENCORVADOS

La postura de los hombros encorvados se desvía de la ideal de la manera siguiente: normalmente, con una barbilla sobresaliente y lordosis cervical; los omóplatos se colocan hacia delante encima de la caja torácica, llevando los hombros delante de la perpendicular del cuerpo; al mismo tiempo, los omóplatos se alejan de la caja torácica en una "posición alada".

Esto compromete el movimiento, puesto que los grupos musculares están descoordinados, siendo algunos músculos más cortos que otros.

Lista de comprobación de la postura de los hombros encorvados:

1. Cabeza nivelada y orejas centradas con la perpendicular del cuerpo.
2. Abra los hombros sin una exagerada contracción ("alada").
3. Las palmas pegadas al cuerpo.
4. Los codos señalando hacia atrás.

5. Abra los pectorales y baje el músculo dorsal ancho sin exagerar visiblemente la apertura de los omóplatos.

LA INCLINACIÓN PÉLVICA / LA COLOCACIÓN DE LA ZONA INFERIOR DE LA ESPALDA

La inclinación pélvica implica al movimiento de la zona inferior de la espalda y de las articulaciones de la cadera. La colocación pélvica ideal —cuando la pelvis está en una posición neutra (los huesos de la cadera y el hueso púbico están en el mismo plano)— es de gran importancia para conseguir la curva anterior normal de colocación precisa de la zona inferior de la espalda. Ver pág. 52 para saber cómo posicionar la pelvis de forma neutra.

a. Inclinación pélvica posterior

La pelvis se inclina hacia atrás, aplastando la zona lumbar de manera que no hay una curva lordótica natural en la zona

El entrenamiento combinado

Los ejercicios Pilates son excelentes para fines de entrenamiento combinado. La idea ha sido siempre que los deportes desarrollan la fuerza, la resistencia y la flexibilidad. Actualmente, los deportistas necesitan desarrollar la fuerza muscular, la resistencia y la flexibilidad para participar de manera más efectiva y segura —y pueden hacer esto usando el programa de ejercicios Pilates.

Este programa no tiene por qué sustituir necesariamente el entrenamiento de gimnasio u otro tipo de ejercicio o de actividad deportiva. Usar el conocimiento obtenido mediante el sistema Pilates le permitirá realizar adaptaciones sutiles, no obstante positivas, de su rutina actual. La respiración y otros principios y elementos de Pilates mejorarán su capacidad física. Un enfoque consciente de su entrenamiento físico cambiará los "movimientos sin cerebro" por los movimientos pensados conscientemente. Un aspecto importante a considerar es el patrón de movimiento repetitivo que se aplica a su deporte o entrenamiento particular.

Un buen ejemplo es el golf (a la derecha). El movimiento de descenso brusco de los brazos del golf se convierte repetitivo en un lado del cuerpo, lo que lleva a menudo a problemas de espalda u hombros. Los corredores experimentan problemas de rodilla causados por una alineación incorrecta de la rodilla y los pies y de ese modo por patrones incorrectos de movimientos. Muchos no son conscientes de que corrigiendo su alineación con el entendimiento y esfuerzo conscientes podrían solucionar sus problemas de rodillas.

Tenga en cuenta los músculos que se utilizan demasiado en su programa, para selec-

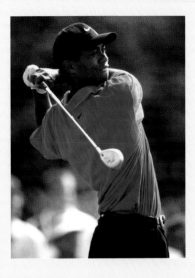

cionar ejercicios que estirarán y fortalecerán los contrarios. El entrenamiento combinado es un aspecto importante de la buena forma física y es vital para el fortalecimiento de todos los músculos del cuerpo y reducir la tensión muscular.

---

inferior de la espalda. Póngase de pie ante un espejo y mueva la pelvis a una posición neutra para corregir la posición pélvica.

b. La inclinación pélvica anterior o lordosis

Es un grado de arqueo anormal de la zona lumbar. La pelvis se inclina hacia delante, disminuyendo el ángulo entre la pelvis y el muslo. Póngase de pie delante de un espejo y bascule la pelvis hacia una posición neutra para corregir la posición pélvica. Meta la rabadilla entre las piernas.

La posición militar (caja torácica expandida)

En la postura "de tipo militar", el tórax se extiende, ejerciendo una presión enorme en la espalda. Ablandar el esternón y situar el tórax de nuevo dentro del cuerpo (la posición natural del tórax al exhalar) relajará y mejorará este tipo de postura.

La importancia de los músculos abdominales

Los músculos abdominales juegan un papel crítico para mantener la columna erguida y el cuerpo bien levantado desde las caderas. Se extienden horizontal, vertical y diagonalmente, envolviendo el abdomen en láminas de tejido y creando un corsé natural. En la flexión hacia delante, estabilizan la columna desde delante, contrayéndose junto con los músculos de la espalda. Mientras nos flexionamos, los abdominales proporcionan un sistema hidráulico para la precisión del movimiento. El músculo abdominal más profundo es el transverso abdominal, que comprime los abdominales y estabiliza la espalda cuando se exhala. La respiración "del vientre hacia la espalda" de Pilates emplea este músculo para ayudar a la columna, que es el puntal del cuerpo. El músculo transverso abdominal descansa cerca de la columna y es seleccionado como objetivo significativamente en todos los ejercicios Pilates ya que proporciona un corsé de fuerza para el cuerpo.

Con unos abdominales bien desarrollados, pueden mejorarse los problemas asociados a la espalda mientras se adquiere más fuerza y una cintura más halagüeña.

El objetivo

El objetivo de Pilates es entender la mecánica de su cuerpo y lograr ejercitarse dentro de sus propios límites.

LOS PRINCIPIOS DE PILATES

AUNQUE *los ejercicios Pilates clásicos se han incorporado a ejercicios preparatorios para todo tipo de personas, los principios se han mantenido sin cambios desde que J. Pilates los incorporó en su trabajo.*

Los principios de Pilates son:

1 La relajación

2 La alineación

3 La respiración

4 La central de energía

5 La concentración

6 La coordinación

7 La fluidez de movimientos

8 La resistencia

Estos principios son la base de la técnica y la clave para lograr el máximo beneficio. Domínelos antes de emprender los ejercicios. La calidad del movimiento es más importante que las repeticiones.

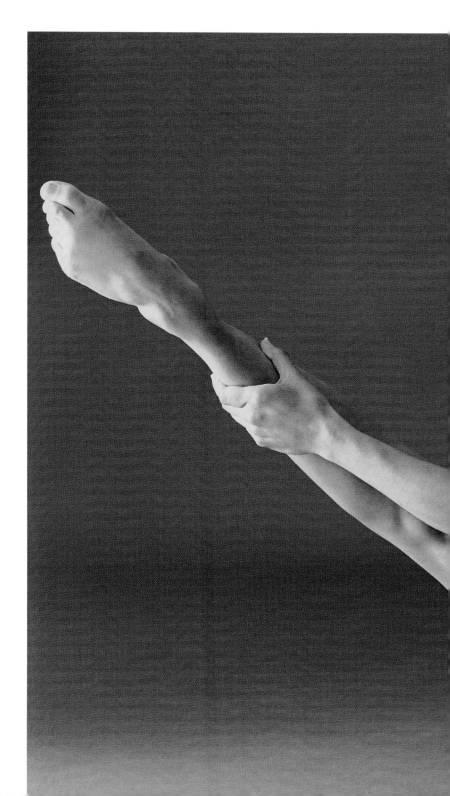

LOS ELEMENTOS ESENCIALES

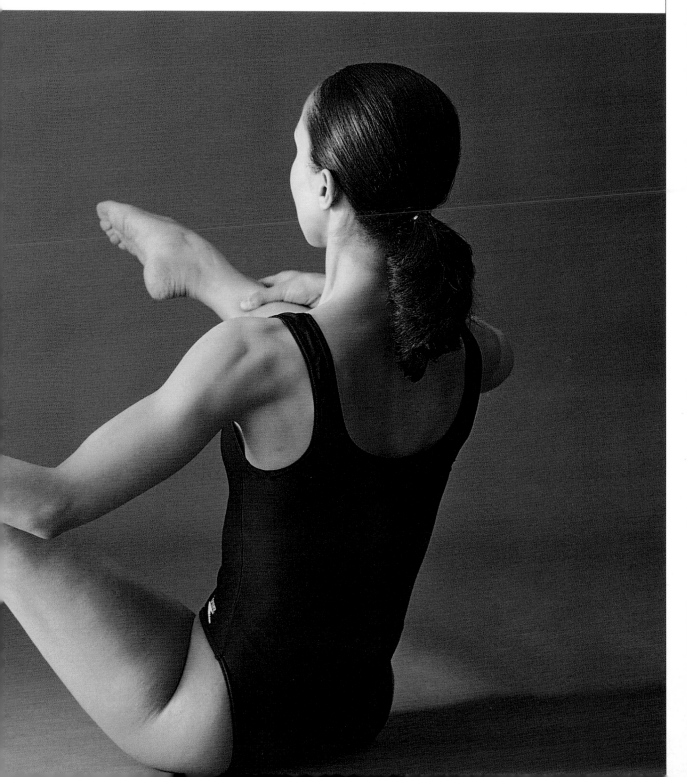

1 Relajación

A menudo se pasa por alto el equilibrio entre la tensión muscular y la relajación al hacer ejercicio. Los músculos necesitan destensarse antes de usarlos en un ejercicio. Ejercitar músculos tensos crea más tensión, lo que puede dar pie a un funcionamiento muscular equivocado que finalmente supera al objetivo del ejercicio.

En Pilates, la relajación antes de los ejercicios es un requisito previo para cualquier rutina.

SIGA LA RESPIRACIÓN
Ejercicio de relajación

1. Tiéndase sobre la espalda con las rodillas flexionadas, con las plantas de los pies sobre la colchoneta, los brazos pegados al cuerpo.

2. Cierre los ojos y relaje todos los músculos de su cuerpo. Sienta y relaje el peso del cuerpo en el suelo.

3. Abra la boca, baje la mandíbula y mueva la lengua ligeramente hacia la parte de atrás de la boca.

4. Inhale y concéntrese mentalmente en seguir la respiración mientras entra por la nariz y llega a los pulmones.

5. Exhale por la boca. Siga mentalmente la respiración mientras sale del cuerpo. Respire profundamente durante la inhalación y la exhalación. Concéntrese sólo en la respiración; deje que todos los demás pensamientos se alejen de su conciencia.

Consejo de visualización:

1. Pinte la inhalación de azul. Siga la respiración azul mientras entra por la nariz hasta los pulmones.

2. Pinte la exhalación de color lila. Siga la respiración lila mientras se aleja de los pulmones y sale por la boca.

2 Alineación

El comienzo del ejercicio inteligente es un cuerpo correctamente alineado, y los músculos equilibrados. La buena alineación existe cuando los músculos mantienen las articulaciones en su posición natural. El primer paso hacia Pilates es tratar los desequilibrios posturales y trabajar para corregir y mantener una postura equilibrada.

a) La alineación correcta de la parte inferior del cuerpo

• Dibuje una línea recta imaginaria y vertical desde el centro de la cadera hasta el centro de la rótula y luego hasta el centro del pie.

• Los pies no deberían rodar o girarse hacia dentro, ni hacia fuera. Cuando la parte inferior del cuerpo está mal alineada, altera la alineación de la parte superior, puesto que todas las partes del cuerpo influyen unas sobre las otras.

b) La alineación correcta de la parte superior del cuerpo.

Estabilice el omóplato y la faja del hombro asegurándose de que:

• Los hombros no estén elevados, sino bajados.

• Los hombros no tiren hacia delante ni hacia atrás ni como un ala.

• Imagínese y siéntase alto mediante el crecimiento desde los extremos superiores de las orejas, sin acortar la parte posterior del cuello.

• Abra los pectorales, alargue la columna, baje el músculo dorsal ancho y tire hacia abajo del centro de la espalda para sostener la cabeza correctamente (sin que sobresalga o "estalle" el tórax).

EJERCICIO DE ALINEACIÓN

1. Estírese sobre la espalda con las rodillas flexionadas, las plantas de los pies en el suelo, las piernas a la anchura de las caderas, los brazos al lado del cuerpo y los codos ligeramente doblados.

2. Arquee la espalda, haga rodar suavemente la caja torácica hacia abajo y de nuevo dentro del cuerpo y suavice la zona del esternón. Esto lleva a la pelvis a la posición neutra y mantiene la curva lordótica natural de la zona inferior de la espalda.

3. Emplee el músculo dorsal ancho. Sienta que los omóplatos bajan hacia las caderas.

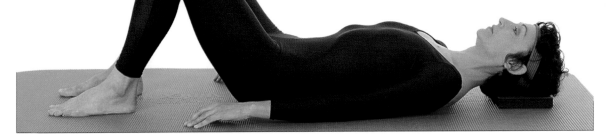

Arriba: Para el ejercicio de alineación, las personas con una curvatura aumentada en la zona cervical de la columna vertebral deberían colocar una toalla doblada o un pequeño cojín bajo la cabeza para apoyar ésta y alinear la columna con precisión.

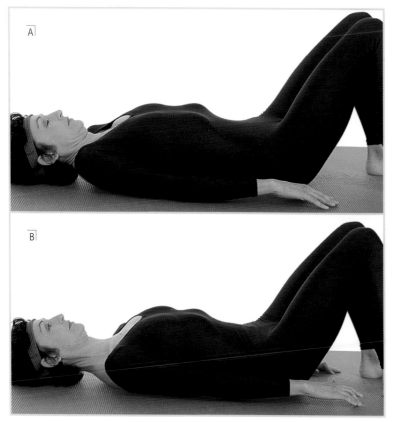

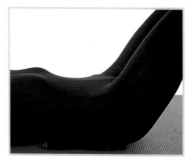

Arriba: **Las personas con aumento de la lordosis deberían colocar una toalla doblada o un cojín pequeño bajo la zona inferior de la espalda para apoyarla y alinear la columna correctamente.**

Ejercicio para emplear el músculo dorsal ancho

4. La cabeza está en la posición neutra, sin inclinarse hacia delante ni hacia atrás.

Advertencia:

- Asegúrese de que el cuerpo esté correctamente alineado antes de comenzar un ejercicio.

EJERCICIO PARA EMPLEAR EL MÚSCULO DORSAL ANCHO

1. Estírese sobre la espalda, con las rodillas flexionadas, con las plantas de los pies en la colchoneta, las piernas a la anchura de las caderas, los brazos al lado del cuerpo y los codos ligeramente doblados.

2. Encoja los hombros hacia las orejas (A). Haga caminar los dedos de la mano hacia los dedos de los pies (B) hasta que los brazos estén totalmente estirados. Los hombros entonces se sueltan y bajan.

3. Sienta la ligera tensión bajo las axilas y hacia la espalda —una señal de que se está empleando el músculo dorsal ancho.

4. Conserve la sensación de tensión y doble los codos como al inicio.

3 Respiración

"Millones de personas no han aprendido nunca a dominar el arte de la correcta respiración."

JOSEPH PILATES

En muchos programas de ejercicios, el vínculo entre la respiración y la actividad no es importante. En Pilates, sin embargo, cada movimiento viene acompañado de una respiración consciente y activa.

El cuerpo necesita oxígeno para funcionar óptimamente. El oxígeno que forma las células y corre por las arterias mejora la circulación y libera el dolor y la tensión. La respiración correcta durante el ejercicio relaja los músculos. La técnica de respiración Pilates requiere tiempo para ser dominada y debería practicarse tan a menudo como fuera posible. Mantenga la respiración continua. No retenga la respiración ya que esto malgasta la energía.

El músculo transverso del abdomen es importante en la técnica respiratoria correcta. Al inhalar, el tórax se expande lateralmente y el diafragma se mueve hacia abajo. Al exhalar, los pulmones se repliegan hacia atrás y el diafragma se mueve hacia arriba para empujar el aire hacia arriba y hacia fuera. Durante la espiración forzada, los músculos abdominales ayudan en este proceso. Visualice el ombligo empujando más hacia dentro, hacia la columna vertebral en cada exhalación. En los ejercicios Pilates, la inhalación normalmente acompaña a la ampliación espinal, mientras que la exhalación normalmente acompaña a la flexión espinal.

No utilizamos nuestra respiración eficazmente, pero la mejora de los patrones respiratorios puede eliminar el estrés y aumentar la resistencia. Aplique los ejercicios respiratorios a la vida diaria, así como también a los ejercicios Pilates.

LA RESPIRACIÓN Y EL APOYO DE LA ZONA INFERIOR DE LA ESPALDA

Cuando el músculo transverso del abdomen y los oblicuos se contraen durante la exhalación, la zona lumbar está apoyada y protegida. La técnica respiratoria, junto con la posición pélvica neutra correcta, es fundamental para el proceso de estabilización esencial —y vital para cualquiera con problemas de espalda.

LA RESPIRACIÓN Y LA TENSIÓN

El cuello y los hombros son particularmente susceptibles a la tensión y pueden causar irritabilidad e incluso mala salud. Nada es puramente físico o mental, sino psicofísico. La respiración es libre cuando uno está tranquilo, pero tensa cuando se siente inseguro. La respiración correcta y la relajación consciente de los músculos de la parte posterior del cuello ayudan a aliviar el dolor y la tensión.

LA RESPIRACIÓN Y LA POSTURA

La postura tiene mucho que ver con los hábitos respiratorios. Cuando el tronco está recto, la columna y los músculos están correctamente equilibrados. El diafragma funciona como un pistón, creando una acción equilibrada de tensión y relajación. La mayoría de la gente respira superficialmente, lo que inhibe el funcionamiento adecuado del diafragma y puede provocar problemas de salud y un funcionamiento ineficaz de los músculos abdominales. La respiración no debería versar sólo sobre el aumento de inhalación de oxígeno, sino también sobre una distribución efectiva.

Advertencias:

- Inhale por la nariz.
- Exhale por la boca.
- Nunca contenga la respiración.
- No eleve los hombros al inhalar.
- Respire siempre lateralmente.
- Respire siempre rítmicamente. El patrón respiratorio puede tener una cua-

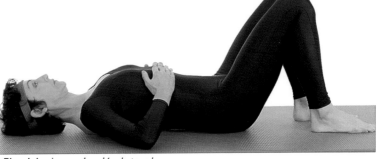

Ejercicio de respiración lateral

lidad de adagio (largo y lento) o de staccato (breve y rápido) dependiendo del ejercicio.

- Mantenga la tensión creada en la cavidad abdominal en la exhalación ("el abdomen hacia la columna") durante la siguiente inhalación y durante todo el ejercicio.

1. EJERCICIO PARA RESPIRAR LATERALMENTE

1. Tiéndase sobre la espalda con las rodillas flexionadas y las manos sobre la caja torácica.

2. Al inhalar, sienta cómo se expande la caja torácica **lateralmente** (en vez de que suba el pecho hacia los hombros).

3. Durante la exhalación, sienta la caja torácica recuperándose y volviendo hacia el interior del cuerpo.

4. Inhale durante cinco segundos y exhale durante otros cinco. Vaya aumentando finalmente hasta inhalar durante ocho segundos y exhalar durante otros ocho.

Esto desarrolla la respiración lenta y profunda para llenar los pulmones totalmente durante la inhalación y vaciarlos durante la exhalación.

2. RESPIRACIÓN A TRAVÉS DE LA ESPALDA

1. Siéntese en la colchoneta, con los brazos sobre las rodillas, doblando el torso hacia delante sobre las rodillas como se muestra aquí abajo.

2. Inhale conscientemente, luego exhale, llevando la respiración tan sólo a la parte superior de la espalda. Repita esto cuatro o cinco veces.

3. Ahora repita el ejercicio, pero lleve la respiración al centro de la espalda. Repita esto cuatro o cinco veces.

4. Repita el ejercicio, esta vez respirando hacia la zona inferior de la espalda. Repita esto cuatro o cinco veces.

Un compañero o entrenador puede colocar sus manos en la zona alta, media y baja de la espalda para ayudarle a sentir dónde está llevando la respiración.

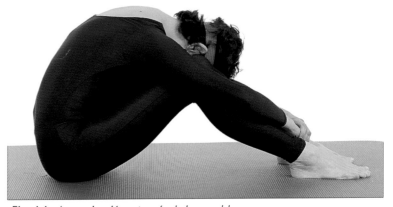

Ejercicio de respiración a través de la espalda

3. RESPIRACIÓN STACATTO

1. Tiéndase sobre la espalda, con las manos en el abdomen y los dedos hacia el ombligo.

2. Realice seis inspiraciones breves y bruscas por la nariz y después, seis espiraciones breves por la boca, como si apagara soplando seis velas.

3. Retenga la tensión desde la contracción del "abdomen hacia la columna" en la cavidad abdominal creada por el músculo transverso del abdomen y los músculos oblicuos, cuando exhale (es decir, después de la primera exhalación, no suelte los abdominales en absoluto al inhalar).

4. Repita esto de cinco a diez veces.

Nota:

• La norma de la respiración Pilates es: exhale y pegue "el abdomen a la columna vertebral" mientras realiza el esfuerzo. Aplique esta norma, también, a actividades como subir escaleras o levantar objetos pesados.

4 La central de energía

Joseph Pilates creía que los músculos abdominales eran la "central energética" del cuerpo (también conocida como la faja de fuerza o el centro). Todo movimiento se inicia desde el centro y se requiere igual fuerza entre los abdominales y la espalda. Las personas que padecen dolores lumbares normalmente carecen de fuerza en los abdominales. Los ejercicios Pilates hacen trabajar al profundo músculo transverso abdominal y ayudan a conseguir un abdomen plano y fortalecido.

En los ejercicios Pilates, todo movimiento debería ser precedido por la contracción abdominal. Esto significa pegar "el abdomen a la columna vertebral" para estabilizar la pelvis y la columna antes de comenzar un movimiento. Una vez que los abdominales se empleen durante la exhalación, la base pélvica o "músculos del

cuarto de baño" (usados para detener la micción) se emplean activamente.

EJERCICIO DE COMPRESIÓN DE UN COJÍN

1. Tiéndase sobre la espalda con las piernas flexionadas, los brazos al lado del cuerpo y los codos ligeramente doblados.

2. Coloque un cojín entre las rodillas.

3. Inhale por la nariz contando hasta tres.

4. Exhale por la boca contando hasta tres, apretando el cojín entre las rodillas. Al contar tres durante la exhalación, active los músculos de la base pélvica.

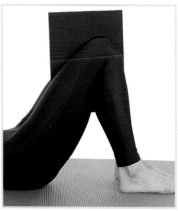

Arriba: **El ejercicio de compresión de un cojín hace funcionar los "músculos del cuarto de baño" para ayudar a prevenir la incontinencia.**

5 Concentración

"Mantenga siempre su mente totalmente concentrada en el objetivo de los ejercicios mientras los realiza."

JOSEPH PILATES

Es sólo a través de la concentración y de la conexión mente-cuerpo que se puede detectar y tratar tensiones escondidas y patrones de movimientos defectuosos. Cada movimiento debería ser un acto consciente controlado por la mente. Llevar la

mente al interior de la columna requiere concentración.

El ejercicio de relajación al comienzo de este capítulo le ayudará a poner el tono correcto para la sesión Pilates. Después se necesita determinación y concentración para desviar los pensamientos fortuitos de modo que toda la energía mental se aplique al trabajo a realizar.

EJERCICIO DE CONCENTRACIÓN

1. Tiéndase sobre la espalda, completamente relajado, con los ojos cerrados.

2. Preste atención a cada sonido que pueda oír.

3. Concéntrese sólo en los sonidos.

4. Ahora concéntrese en eliminar todo pensamiento o imagen que entre en su mente.

5. Mantenga tranquilamente su concentración durante unos dos minutos.

6 Coordinación

"Comience con los movimientos correctos cada vez que se ejercite, para que no los haga incorrectamente y así pierda todos los beneficios vitales importantes."

JOSEPH PILATES

En el sistema Pilates, el cuerpo entero se coordina como un todo, en vez de que una parte trabaje aislada. La respiración se coordina con los abdominales para estabilizar la columna y la pelvis antes de cada movimiento. Esto desarrolla la capacidad neuro-muscular para coordinar la mente y el cuerpo. Cada ejercicio comienza y acaba con un patrón de respiración coordinada consciente y cada respiración se coordina con un movimiento específico.

El lograr un ejercicio de la mente y el cuerpo requiere concentración, pero no es difícil. Comience con los ejercicios más fáciles y disfrute del desafío mental.

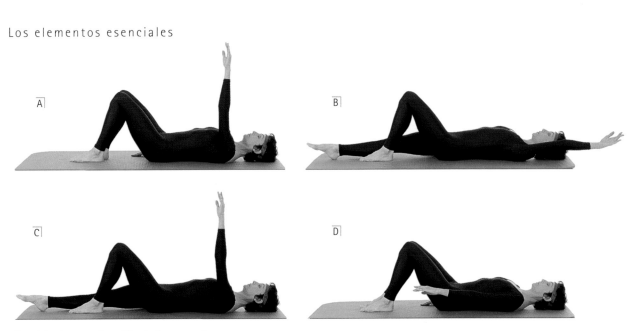

Ejercicio de coordinación de brazo y pierna

EJERCICIO DE COORDINACIÓN DE BRAZOS

1. Tiéndase sobre la espalda con las piernas flexionadas, las plantas de los pies en el suelo, piernas separadas a la misma anchura que las caderas, los brazos pegados al cuerpo, los codos ligeramente doblados y las palmas de las manos hacia el suelo.

2. Inhale por la nariz y levante el brazo izquierdo hacia el techo.

3. Exhale para estabilizar los abdominales, baje el brazo izquierdo al suelo por encima de la cabeza, con la palma mirando al techo. (Mantenga la tensión abdominal.)

4. Inhale y levante el brazo izquierdo hacia el techo.

5. Exhale para estabilizar los abdominales y baje el brazo izquierdo de nuevo a la posición inicial.

Repita el ejercicio con el brazo derecho.

Repita cuatro veces con cada brazo, alternativamente.

Puntos a recordar sobre la movilidad de los hombros:

* Si la movilidad de los hombros es reducida, los brazos no deberían llevarse directamente de nuevo al suelo. La falta de movilidad elevará los hombros, lo que puede producir tensión.

* Tenga en cuenta las limitaciones personales y trabaje dentro de sus límites personales de movimiento.

* Para evitar la tensión y elevación en los hombros, sienta los omóplatos deslizándose y bajando hacia las caderas mientras levanta y baja los brazos.

EJERCICIO DE COORDINACIÓN DE PIERNAS

Este ejercicio es lo mismo que el ejercicio de coordinación de brazos, pero se realiza ahora sólo con las piernas. La posición inicial es la misma.

1. Inhale.

2. Exhale – deslice y extienda la pierna derecha justo encima de la colchoneta, abriendo la parte delantera de la cadera en toda su extensión.

3. Inhale – mantenga la posición.

4. Exhale – deslice la pierna derecha de nuevo a la posición inicial.

Repita con la pierna izquierda.

Repita el ejercicio cuatro veces con cada pierna, alternadamente.

Advertencia:

* Intente mantener una perfecta estabilidad pélvica de principio a fin.

EJERCICIO DE COORDINACIÓN DE PIERNAS Y BRAZOS

Este ejercicio es una combinación de los dos ejercicios anteriores. La posición inicial es la misma.

1. Inhale – levante el brazo izquierdo hacia el techo (A).

2. Exhale – deslice la pierna derecha hacia abajo estirándola a lo largo de la colchoneta. Simultáneamente, estire el brazo izquierdo hacia atrás y hacia el suelo (B). La pierna y el brazo llegan a estirarse del todo al mismo tiempo que el fin de la exhalación.

3. Inhale – levante el brazo izquierdo de nuevo hacia el techo (C).

4. Exhale – deslice la pierna derecha de nuevo hacia la posición inicial y simultáneamente, continúe moviendo el brazo izquierdo de nuevo a la posición inicial (D). Tanto el brazo como la pierna completan sus movimientos al mismo tiempo que el fin de la exhalación.

Repita de cuatro a seis veces alternando los lados.

Advertencia:

* Intente afianzar la estabilidad pélvica perfecta cuando el brazo y la pierna comiencen a moverse.

7 Movimiento

El movimiento es el mayor elixir de la juventud. La libertad de movimiento le da poder al cuerpo. Con el movimiento llega el ritmo.

Los ejercicios Pilates incorporan naturalmente movimientos rítmicos y fluidos. Todos los movimientos deberían realizarse con el conocimiento del músculo particular o grupo muscular objeto del ejercicio. Cuando se realizan los movimientos desde un punto de vista puramente coreográfico, sin una comprensión más profunda, el ejercicio es ineficaz.

Al principio, los movimientos Pilates son lentos y controlados y se aplican los principios conscientemente y con cuidado. Los ejercicios más complejos y que suponen un mayor desafío se introducen sólo cuando los principios se ejecutan de manera segura con facilidad y fluidez de movimiento. Sólo entonces se debería incrementar el ritmo de la sesión.

Una vez que comienza el ejercicio, no debería haber ni principio ni fin de los movimientos. La respiración también se considera como movimiento, en el que la inhalación se fusiona con la exhalación. Los fluidos movimientos de los ejercicios Pilates requieren precisión y fluidez, lo contrario que en los movimientos estáticos y aislados de otros programas.

8 Resistencia

El desequilibrio muscular y la mala postura fatigan. Cuando los músculos estabilizadores y los movilizadores trabajan juntos, con unos buenos patrones de respiración, el cuerpo funciona en armonía. Los músculos desarrollados uniformemente otorgan una postura correcta, flexibilidad y gracia y la energía no se malgasta en movimientos inútiles. Aumentan los niveles de energía y de resistencia.

CONTROL Y PRECISIÓN

CONTROL

"La buena postura se puede adquirir acertadamente sólo cuando el cuerpo entero está bajo perfecto control."
JOSEPH PILATES

Los movimientos que son mecánicos no están controlados. El control le enseña cómo encargarse de ellos. El sistema Pilates cambia el modo en el que se piensa, no sólo acerca del ejercicio, sino también acerca del movimiento diario. Los movimientos inconscientes pueden llevar a patrones ineficaces de movimientos, mientras que el pensamiento controlado se convierte en movimiento controlado. Sin control, la eficacia del ejercicio se ve reducida. Una de las dificultades es mantener el control sin tensión. La fluidez y el ritmo de los movimientos Pilates ayudan a relajar los músculos sin desconectarlos. El control comienza en la mente, que, a su vez, activa los músculos.

PRECISIÓN

"Los beneficios del sistema Pilates dependen solamente de la realización de los ejercicios exactamente como indican las instrucciones."
JOSEPH PILATES

Todos los movimientos Pilates son exactos en su precisión y se sincronizan de manera detallada. Si el movimiento es incorrecto (perdiendo las interrelaciones de los principios aplicados), deténgase inmediatamente y retome después el ejercicio y vuelva a concentrarse con precisión para conseguir el fin del ejercicio.

AISLAMIENTO

"Cada músculo puede ayudar cooperativamente en el desarrollo uniforme de todos los demás músculos."
JOSEPH PILATES

Los músculos están aislados sólo en teoría. En la práctica, trabajan en grupos. El aprendizaje y visualización de cómo trabajan los músculos incrementa su habilidad de comprensión del fin de un ejercicio particular y de sus puntos fuertes y débiles. La identificación de los diversos músculos que trabajan combinándose con otros músculos mejorará la precisión de su entrenamiento y su comprensión del aislamiento.

RUTINA

"Decídase a realizar los movimientos Pilates diez minutos cada día sin falta."
JOSEPH PILATES

La rutina es una parte de esfuerzo físico y tres partes de autodisciplina. El ejercicio infrecuente con exigencias mínimas para el cuerpo no darán resultados. Dedique parte de su tiempo para la sesión. Se necesita disciplina para cambiar su forma física, sus hábitos y su pensamiento. El trabajo rutinario de todos los músculos, cambiando e intercambiando los movimientos, forja la resistencia. Sólo mediante la práctica, usted cosechará los beneficios físicos y mentales.

La preparación para su sesión Pilates

PRACTICAR *ejercicios en un estudio Pilates es lo ideal. Si se ejercita en un estudio y realiza ejercicios adicionales en casa logrará sus objetivos mucho antes. Si no puede asistir a clases en un estudio, cree su propio espacio Pilates en casa.*

PROPUESTA DE RUTINA DE PRECALENTAMIENTO

1 Respiración y visualización
2 Elevación y hundimiento
3 Prolongación y retracción
4 Codos cruzados
5 Círculos con los codos
6 El cosaco
7 El camarero

PROPUESTA DE RUTINA DE ESTIRAMIENTOS

1 Estiramiento sencillo de cadera
2 Estiramiento sencillo de ingle
3 Estiramiento sencillo de hombro
4 Estiramiento sencillo del músculo flexor de la cadera
5 Estiramiento sencillo de los tendones de la corva

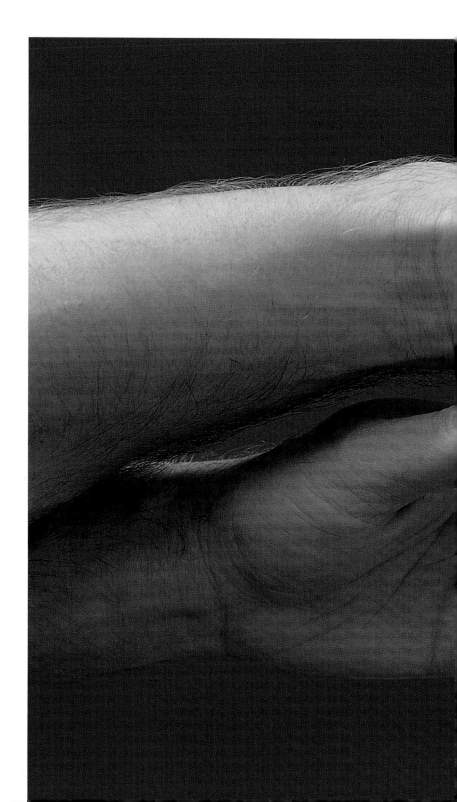

PRECALENTAMIENTO

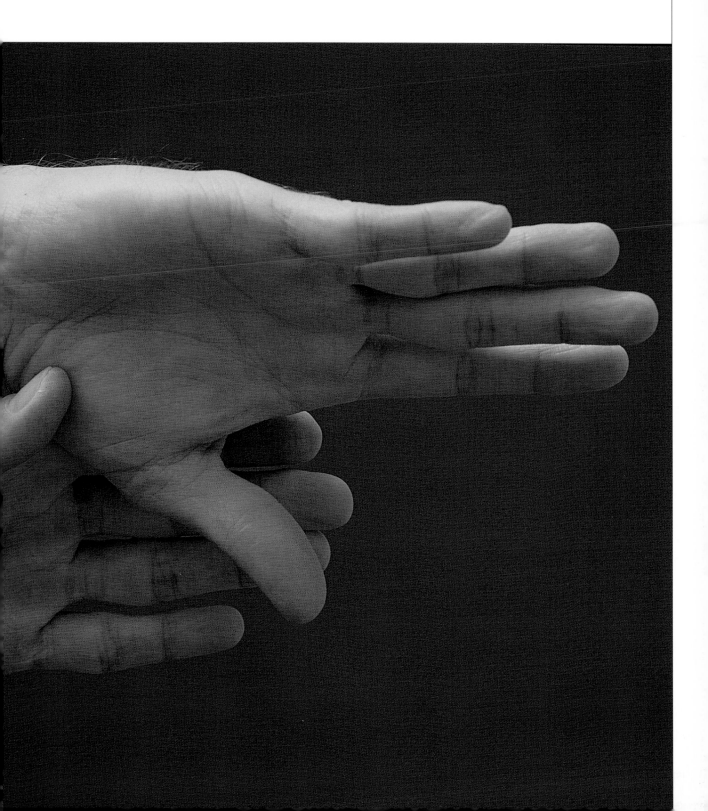

ESTABLECIENDO EL TONO

En casa, es importante trabajar en un espacio libre de ruido y de interrupciones, aunque no debe ejercitarse en completo silencio. Podría añadir música de fondo suave y relajante al estado de ánimo de su sesión.

Para completar una clase equilibrada se necesita aproximadamente una hora. El ejercicio Pilates no es aeróbico al prin-

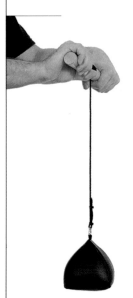

cipio, por lo que se aconseja incluir un paseo enérgico, correr o montar en bicicleta en su rutina para aumentar la velocidad del corazón.

Para una eficaz y segura sesión de ejercicios, la habitación en la que hace ejercicio debería estar a una temperatura agradable y debería llevar ropa que no restrinja sus movimientos.

Es esencial invertir en una buena colchoneta para los ejercicios. Las pesas para las manos o los tobillos son opcionales. Si elige utilizar pesas, asegúrese de

que no son demasiado pesadas para su capacidad. Comience con pesas ligeras para evitar la tensión, aumentándolas sólo cuando domine el ejercicio, usando los principios del sistema Pilates. Si las pesas son demasiado pesadas, los músculos movilizadores predominan y los músculos estabilizadores no funcionan eficazmente —fracasando el objetivo de Pilates. Si el cuello tiende a sobresalir hacia delante, necesitará una toalla doblada o un cojín pequeño para apoyar el cuello para la mayoría de ejercicios que se realizan boca arriba. Aquéllos con una lordosis aumentada necesitan un cojín pequeño o una toalla doblada para apoyar la zona lumbar en la posición supina.

LOS PROBLEMAS FÍSICOS

Si usted es suficientemente afortunado para tener un tutor de Pilates, infórmele a él o ella sobre cualquier problema físico que tenga o haya tenido anteriormente. Esto facilita al profesor el identificar las zonas débiles de su cuerpo y elegir ejercicios adecuados para su estado y capacidad físicos. Es beneficioso que asista a clases con un profesor ex-

perimentado si ha sido operado de la espalda, o tenido problemas de desprendimiento de disco, de osteoporosis o si está embarazada. Los ejercicios que incluyen una flexión completa hacia delante o hacia el lado y giro de la columna vertebral deberían evitarse si padece osteoporosis, problemas de desprendimiento de disco o una fusión espinal. Aprenda qué ejercicios son apropiados para usted antes de embarcarse en un programa de ejercicios por su cuenta en casa.

LA ELECCIÓN DE LOS EJERCICIOS

Comience siempre con un precalentamiento. Los precalentamientos son ejercicios y deberían tratarse como tales. Están ideados para relajar y aflojar las zonas tensas del cuerpo y son parte de la preparación mental y corporal para la sesión que queda por delante. La rutina está ideada para hacer trabajar el cuerpo en una posición supina (sobre la espalda), boca abajo o lateral, incluyendo la flexión espinal, el estiramiento espinal y la flexión espinal lateral para hacer trabajar toda la columna vertebral.

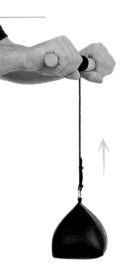

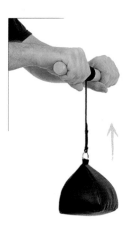

A la izquierda: **Levantar una bolsa de pesas "haciendo rodar" las muñecas fortalece los brazos y las muñecas.**

Escuche siempre a su cuerpo. El dolor es la forma que tiene el cuerpo de decirle que está en una zona donde "no se ha de llegar", por lo tanto evite cualquier ejercicio que le lleve a una zona tensa de su cuerpo. Más bien analice por qué esa zona particular está tensa e identifique qué puede hacer al respecto.

No confunda incomodidad con dolor. Si está realizando Pilates por primera vez, sus músculos estarán experimentando nuevos patrones de movimiento y pueden rebelarse contra la acción desconocida. Si un ejercicio es muy incómodo, solicite a su instructor que reduzca la intensidad o ajuste el ejercicio a un nivel más introductorio. Una vez que se ha conseguido la fuerza requerida, será fácil trasladarse al siguiente nivel.

Los ejercicios de Pilates no son fáciles. El ejercicio más sencillo requiere concentración, precisión, control, coordinación y aislamiento. Esto significa, sin embargo, que la rutina nunca es aburrida.

En caso de perder la conexión neutral con la columna o "central de energía" (ver pág. 52), deténgase, piense y reanude el ejercicio. Recuerde que los ejercicios pierden su valor cuando se pierden las conexiones o cuando la rutina es apresurada. Trabaje a su propio ritmo y dentro del alcance de su capacidad de movimientos. Cuando se haya fortalecido suficientemente en la rutina "paso a paso", los ejercicios más avanzados presentan un desafío más. Siga las repeticiones propuestas para cada ejercicio, recordando que Pilates no se trata de la cantidad de ejercicios, sino de la precisión.

A la derecha: **El equipo para el suelo como el barril se puede usar para "liberar" y abrir la espalda.**

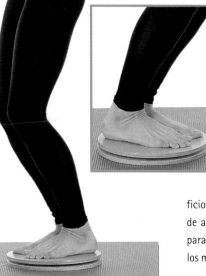

A la izquierda: **El disco rotatorio se usa para mejorar el equilibrio y hacer trabajar a los músculos oblicuos.**

1. La contracción muscular

La contracción lenta y controlada produce mejores resultados. La técnica es de suma importancia y no el peso usado.

2. Movimientos anatómicos

Para obtener el máximo beneficio de los ejercicios, estudie la sección de anatomía de este libro (ver pág. 18) para comprender el funcionamiento de los músculos.

3. La buena postura es vital

La posición de la pelvis afecta a la zona lumbar y puede afectar a la zona torácica y cervical de la columna.

Trabaje desde la posición neutra de la pelvis y conserve la postura correcta de hombros.

Su progreso dependerá de su compromiso para dominar la técnica Pilates. Puede hacer cualquier cosa que realmente se proponga.

Tenga siempre presentes los siguientes puntos al realizar un ejercicio:

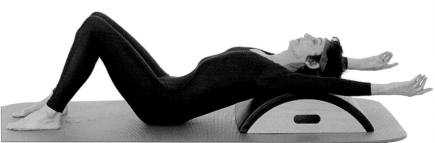

PRECALENTAMIENTO RUTINARIO

LOS ejercicios de precalentamiento son un requisito previo para la rutina de la sesión. Éstos aflojan y calientan el cuerpo para mejorar el flujo de la sangre desde el corazón a los músculos y prepararlos para un trabajo posterior más exigente.

Unos sencillos ejercicios de precalentamiento son una perfecta preparación mental para los movimientos precisos y correctamente coordinados que le exige la rutina de Pilates. Utilice el tiempo de precalentamiento para concentrarse en sí mismo y alejar los problemas del día.

Todos los ejercicios propuestos se pueden llevar a cabo:

- sentado en un balón de ejercicios
- sentado en una silla
- sentado con las piernas cruzadas en el suelo
- de pie, erguido con una buena postura.

1 La respiración y la visualización

Los ejercicios de respiración ayudan a reagrupar, aprovechar y recuperar la energía. Use el ejercicio de relajación "siguiendo la respiración" (ver "los principios de Pilates" en pág. 34) como el primer ejercicio de precalentamiento de su rutina de ejercicios.

2 Elevación y hundimiento

8-10 repeticiones
Libera la tensión del cuello y de la parte superior del cuerpo.
Posición inicial
Siéntese estirado con sus brazos relajados a los lados.

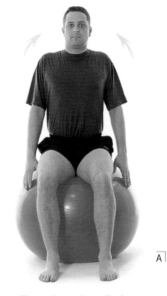
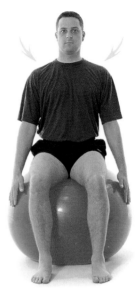

A   B

Elevación y hundimiento

Ejercicio
Inhale — encoja los hombros hacia las orejas (A).
Exhale — baje los hombros hacia las caderas (B).
Músculos implicados
El trapecio superior (en la elevación de los hombros); el músculo dorsal ancho (en el hundimiento de hombros); el músculo transverso del abdomen y los oblicuos (en la exhalación).

3 Prolongación y retracción

8-10 repeticiones
(una prolongación más una retracción = una repetición)
Posición inicial
Levante los brazos a la altura de los hombros delante de usted y mantenga esta posición de los brazos de principio a fin. No eleve los hombros.
Ejercicio
Inhale.
Exhale — mueva los brazos hacia delante

para arrastrar a los hombros hacia delante y lejos de la columna vertebral (A).
Inhale — suelte los hombros de nuevo a la posición inicial.
Exhale — retire los hombros, es decir, llévelos detrás de la columna (B).
Inhale — libere los hombros hacia la posición inicial.
Músculos implicados
El transverso del abdomen y los oblicuos (en la exhalación); los romboides; los músculos serratos anteriores (en la prolongación); el trapecio medio (en la retracción).

4 Codos cruzados

6 repeticiones (3 a cada lado)
Posición inicial
Coloque el brazo derecho, flexionado por el codo, delante de la cara con la palma mirando hacia usted. Coloque el codo izquierdo detrás del codo derecho (A).
Ejercicio
Inhale.

Exhale — levante ambos brazos hacia arriba con los codos trabados. Mantenga la posición de cinco a ocho segundos (B). Suelte los brazos para repetir el ejercicio por el otro lado.

Músculos implicados

El trapecio (al elevar los brazos); el transverso del abdomen y los oblicuos (en la exhalación).

5 Círculos con los codos

10 repeticiones en cada dirección

Posición inicial

Coloque las yemas de los dedos sobre los hombros, pero no suba los hombros (A). Dibuje un círculo con los codos 10 veces en una dirección (B, C, D) y después 10 veces en dirección contraria. (Haga las rotaciones de los codos pequeñas para evitar elevar los hombros.)

Ejercicio

Inhale durante la primera mitad de la rotación y exhale durante la segunda mitad.

Músculos implicados

El transverso del abdomen y los oblicuos (en la exhalación); los deltoides; los pectorales; los músculos rotatorios de la muñeca; los estabilizadores de los hombros y de los omóplatos; el bíceps.

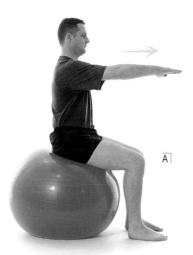
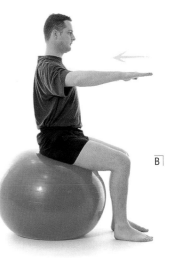

Prolongación y retracción

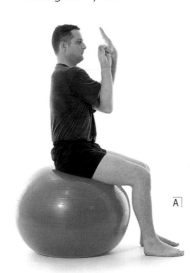
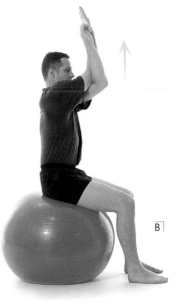

Codos cruzados

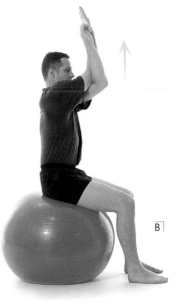

Círculos con los codos

6 El cosaco

6-10 repeticiones, alternando los lados

Posición inicial

Coloque los brazos a la altura del esternón, con la mano derecha encima del codo izquierdo, el codo derecho encima de la mano izquierda (A).

Ejercicio

Inhale.

Exhale — haga girar la parte superior del cuerpo a la derecha sin mover las caderas o permitir que las costillas se muevan hacia delante (B).

Inhale — mantenga la posición.

Exhale — vuelva a la posición inicial, estirándose y creciendo desde la base de la columna vertebral (A).

Repita con el otro lado.

Visualización

Los brazos se mantienen como en la danza de los cosacos.

Músculos implicados

El músculo transverso del abdomen y los oblicuos (en la exhalación); los oblicuos externos e internos; los músculos serratos; la aponeurosis dorsolumbar.

7 El camarero

6-8 repeticiones

Posición inicial

Coloque los codos junto a la cintura con las palmas mirando hacia arriba y los dedos juntos (A).

Ejercicio

Inhale.

Exhale — abra la parte anterior de los brazos a los lados, manteniendo el codo junto a la cintura (B). Ahora aplique resistencia, moviendo los pulgares hacia atrás y llevando simultáneamente los codos hacia delante. Mantenga la posición.

Inhale — coloque los brazos en la posición inicial (A).

Visualización

Empiece como si llevara una bandeja de té en las palmas de las manos. Una vez que

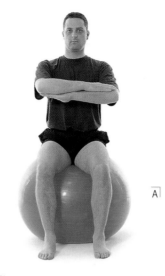
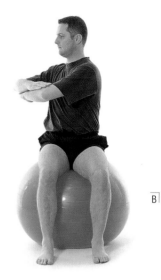

El cosaco

los brazos se abran hacia los lados, imagine gnomos llevando los pulgares hacia atrás, mientras otros tiran de los codos hacia delante para crear resistencia.

Músculos implicados

El músculo transverso del abdomen (en la exhalación); deltoides; bíceps; músculos rotatorios de la muñeca.

Advertencia:

- Es la resistencia lo que hace que el ejercicio sea efectivo.
- Tenga cuidado de retener el codo junto a la cintura durante todo el ejercicio.

EJERCICIOS DE PRECALENTAMIENTO ADICIONALES

1. Caminar con paso firme en el sitio: 60-100 pasos.
2. Saltar en el sitio: 20-60 saltos.
3. Balancear los brazos hacia delante y hacia atrás y lateralmente: 20 repeticiones.
4. Pedalear: 20 repeticiones en cada dirección.

Tiéndase de espaldas con la columna marcada y las piernas en el aire. Pedalee en el aire y luego cambie el sentido como si pedaleara hacia atrás.

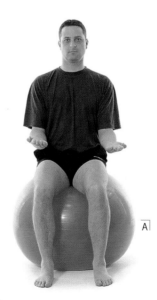
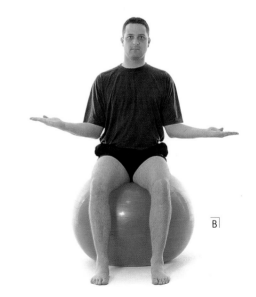

El camarero

PROPUESTA DE RUTINA DE ESTIRAMIENTOS

LOS estiramientos de esta sección se pueden incluir como parte del precalentamiento para despertar al cuerpo.

Advertencias:

- Esfuércese en mantener los estiramientos cerca de dos minutos e incorpore los principios de Pilates.

- El estiramiento para contrarrestar es importante para que los músculos no se tensen demasiado.

- Evite seleccionar ejercicios que se concentren sólo en una zona específica del cuerpo. Los estiramientos de los músculos extensores de las caderas deberían contrarrestarse con los estiramientos de los flexores de la cadera y viceversa; los ejercicios de flexión de la columna deberían seguir a los ejercicios de estiramiento de la zona lumbar y viceversa.

- Use la respiración, y en el estiramiento exhale hacia la zona particular que se está estirando.

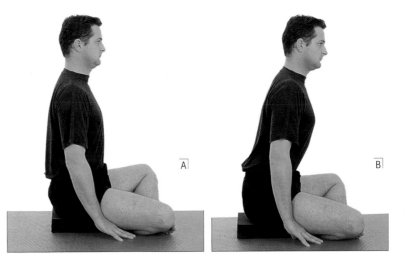

Estiramiento de cadera

1 Estiramiento de cadera sencillo

2-6 repeticiones

1. Siéntese sobre un cojín con las piernas cruzadas por delante, los pies ligeramente delante de las rodillas de manera que la parte inferior de la pierna esté en un ángulo de 90° frente a usted (A).

2. Alargue la columna vertebral, elevando el esternón hacia arriba e inclínese después hacia delante (B).

3. Relájese en la zona de las caderas.

4. Mantenga la postura de 30 segundos a dos minutos, sintiendo el estiramiento en los glúteos y la parte exterior de los muslos.

2 Estiramiento de ingles

2-6 repeticiones

1. Siéntese encima de un cojín con la espalda contra la pared, las rodillas hacia el suelo y las plantas de los pies juntas.

2. Alargue y enderece la espalda contra la pared.

3. Permita que las rodillas caigan aún más hacia el suelo.

4. Eleve el pecho hacia arriba sin que "estalle" la caja torácica.

5. Mantenga la postura de 30 segundos a dos minutos, sintiendo el estiramiento en los abductores (las ingles).

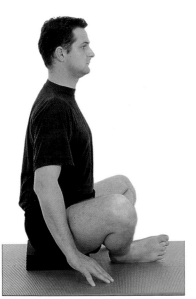

Estiramiento de ingles

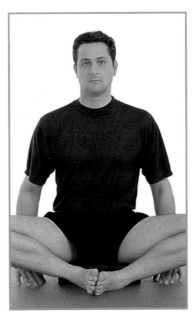

Estiramiento de ingles- anterior

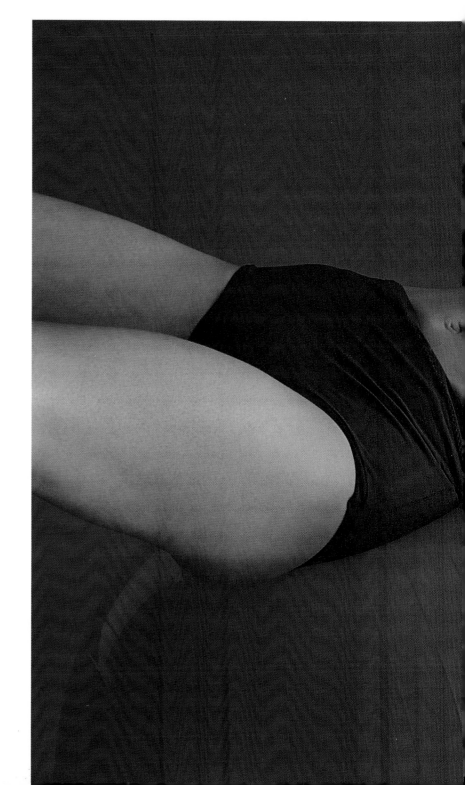

Ejercicios paso a paso

La rutina más avanzada

UNA SESIÓN EQUILIBRADA

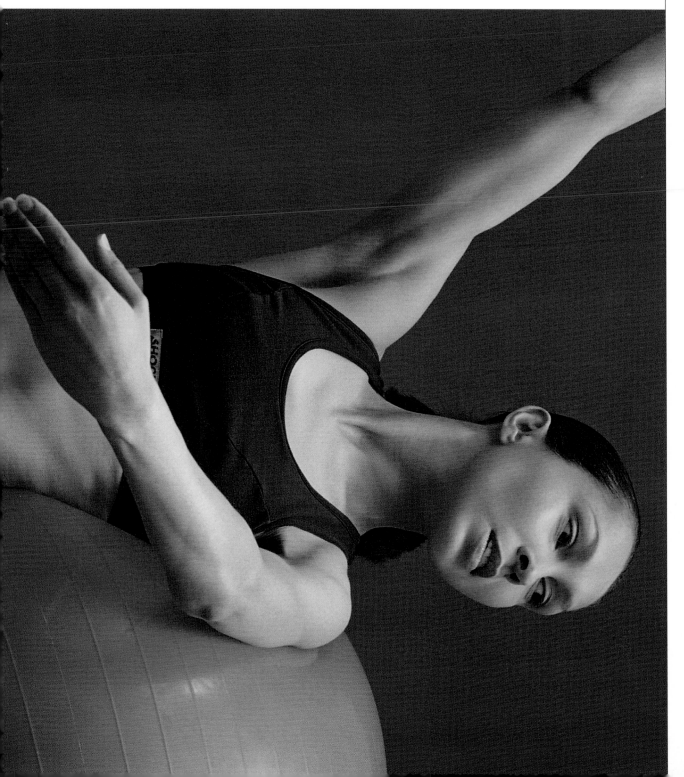

LA REALIZACIÓN DE LOS EJERCICIOS

IDEALMENTE todos los ejercicios de Pilates deberían realizarse con la pelvis en posición neutra. Hasta que usted esté sano y fuerte, trabaje con la columna apoyada siempre que ambas piernas estén en el aire de manera que la zona lumbar esté apoyada. Siga la regla:

• Pelvis neutra cuando una pierna o ambas estén en el suelo.

• Columna apoyada cuando ambas piernas estén arriba en el aire.

• Aquéllos con problemas lumbares pueden esforzarse en mantener la columna apoyada con ambas piernas levantadas y un pie en la colchoneta, o hacer descansar ambas piernas sobre un balón de fisioterapia o una silla.

En los ejercicios, deberían emplearse el músculo dorsal ancho y los abdominales, los pectorales deberían estar abiertos, y los hombros, sin tensión. Asegúrese de que los brazos estén sueltos lejos del cuerpo, con

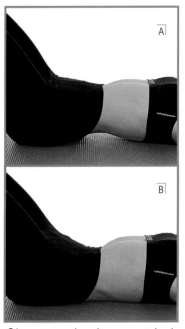

Cómo apoyar la columna vertebral

los codos doblados. En todos los ejercicios boca abajo, la costilla de la base se debería empujar hacia el interior del cuerpo.

CÓMO COLOCAR LA PELVIS DE FORMA NEUTRA

Cuando Pilates se refiere a una pelvis neutra quiere decir que el hueso púbico y los dos huesos de la cadera están en el mismo plano horizontal. Esto facilita el mantener la curva lordótica normal en la zona lumbar (es decir, ni demasiado redondeada, ni demasiado hueca).

1. Túmbese sobre la espalda con las piernas flexionadas.

2. Coloque las manos en los huesos de la cadera.

3. Arquee la espalda y luego deje caer la caja torácica hacia abajo dentro del cuerpo, hacia la colchoneta.

4. La pelvis está ahora neutra.

Visualización

La pelvis es como la cara de un reloj:

• Hueso púbico – las 12 en punto

• Ombligo – las 6 en punto

• Los huesos de las caderas – las 3 y las 9 en punto.

CÓMO APOYAR LA COLUMNA VERTEBRAL

1. Túmbese sobre la espalda en la colchoneta, con las piernas flexionadas, las plantas de los pies en el suelo y los brazos a cada lado (A).

2. Incline la pelvis hacia arriba de manera que las vértebras de la zona lumbar estén apoyadas en la colchoneta (B).

LA FLEXIÓN CRÁNEO-VERTEBRAL

La flexión cráneo-vertebral se produce cuando la cabeza se inclina hacia delante

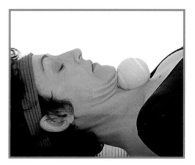

Ejercicio para la flexión cráneo-vertebral

para "asentir", como si dijera "sí". Durante un ejercicio, la cabeza permanece en la colchoneta en un movimiento de asentimiento, normalmente mientras inhala.

Es importante alinear el cuello correctamente para evitar tensión innecesaria mientras realiza el ejercicio. No haga sobresalir la barbilla hacia delante, ni trabarla dentro del pecho. Apoye la cabeza en las manos o una toalla si el cuello se siente tenso, pero esto debería volverse innecesario a medida que los músculos flexores del cuello se fortalezcan.

EJERCICIO PARA LA FLEXIÓN CRÁNEO-VERTEBRAL

1. Túmbese sobre la espalda en la colchoneta.

2. Deje caer la barbilla hacia el pecho como si asintiera diciendo "sí". Esta posición recibe el nombre de posición de "asentimiento". No estire demasiado los extensores del cuello en esta posición, ya que esto podría causar tensión en el cuello.

3. Aguantar una pelota de tenis bajo la barbilla establece la amplitud de la flexión de cuello en la posición de "asentimiento".

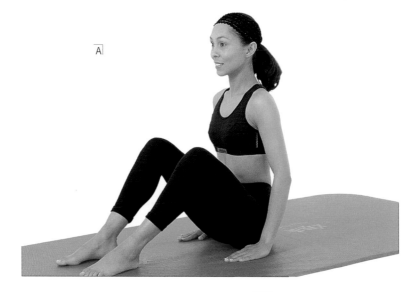

LA CURVA EN FORMA DE C

La flexión torácica, combinada con la contracción abdominal del "abdomen hacia la columna vertebral" durante la exhalación, se llama curva en forma de C. Se realiza cuando los músculos abdominales se contraen detrás del hueso púbico, el ombligo y el esternón, mientras que la zona torácica y la lumbar de la columna se flexionan. Los abdominales forman la curva en forma de C, mientras que la columna también está en la misma curva.

Consiga esta curva en los ejercicios relevantes que incluyan la flexión espinal.

EJERCICIO PARA ESTABLECER LA CURVA EN FORMA DE C

1. Erguido, plantas de los pies en la colchoneta, piernas separadas y flexionadas, brazos a los lados (A).
2. Inhale.
3. Exhale — ruede hacia abajo alejándose de los huesos sobre los que está sentado por la base de la columna, contrayendo los abdominales detrás del hueso púbico (B). Ruede un poco más, contrayendo los abdominales detrás del ombligo y algo más después para contraer los abdominales bajo el esternón (C).
4. Inhale — mantenga la posición anterior.
5. Exhale — estire la columna desde la punta de las orejas hacia el techo y vuelva luego a la posición inicial (A).

Visualización

Disuélvase en la colchoneta y afloje el cuerpo hacia arriba.

Advertencias:

- Mantenga el pecho abierto y evite tener los hombros encorvados, o la barbilla sobresaliendo hacia delante.
- Mantenga las plantas de los pies en la colchoneta de principio a fin.

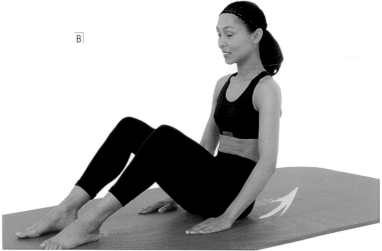

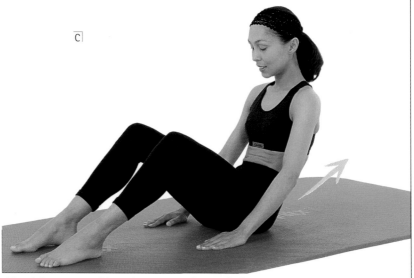

Ejercicio para establecer la curva en forma de C

EJERCICIOS PASO A PASO

LOS ejercicios deberían realizarse en el orden correcto para formar una sesión equilibrada. Adopte siempre la postura correcta antes de comenzar cualquier ejercicio. Empiece con los más fáciles y preparatorios antes de emprender ejercicios más difíciles. Recuerde que requiere tiempo desarrollar la fuerza y entender cada ejercicio. Lea las instrucciones atentamente y realice cada ejercicio al detalle.

1 El centenar

10 repeticiones (contando hasta cien)
Aumenta la circulación.
Ejercicio de resistencia y respiratorio.
Coordina la respiración con el movimiento.

Posición inicial

Túmbese sobre la espalda en la colchoneta con las piernas flexionadas en el aire, la columna apoyada, el interior de los muslos juntos, los brazos a los lados (A).

Ejercicio

Inhale – asienta con la cabeza.

Exhale – flexione la parte superior del cuerpo, levantada de la colchoneta, eleve los brazos ligeramente de la colchoneta y estire las piernas completamente (B).

Inhale contando hasta cinco y exhale

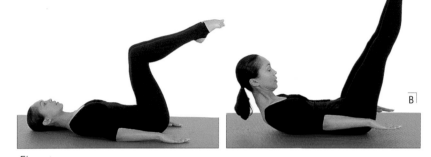

El centenar

contando hasta cinco, subiendo y bajando los brazos. Lleve el movimiento desde la articulación de los hombros, haciendo hincapié en la bajada.

Mantenga el músculo dorsal ancho ocupado para alcanzar el control deseado.

Fin

Inhale – mantenga la posición.

Exhale – baje la cabeza, después baje las piernas, primero una y luego la otra.

Visualización

Las muñecas golpeando clavos dentro de las tablas del suelo.

Músculos implicados

Los abdominales; los flexores de las caderas; el músculo dorsal ancho.

Advertencias:

* Mantenga la tensión abdominal.
* Evite la tensión del cuello.
* Mantenga la columna apoyada.

EJERCICIO PREPARATORIO A:

10 repeticiones (contando hasta 100)

Posición inicial

Como en el ejercicio principal, pero mantenga los pies en el suelo, las piernas separadas a la anchura de las caderas y flexionadas, las plantas de los pies encima de la colchoneta.

Ejercicio

Manténgase en la posición inicial, trabajando sobre la respiración y los movimientos de los brazos, como en el ejercicio principal.

EJERCICIO PREPARATORIO B:

10 repeticiones (contando hasta 100)

Posición inicial

Como en el ejercicio preparatorio A (A).

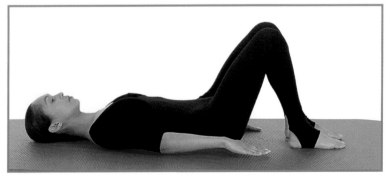

El centenar – ejercicio preparatorio A

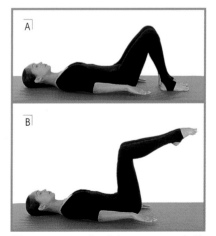

El centenar – ejercicio preparatorio B

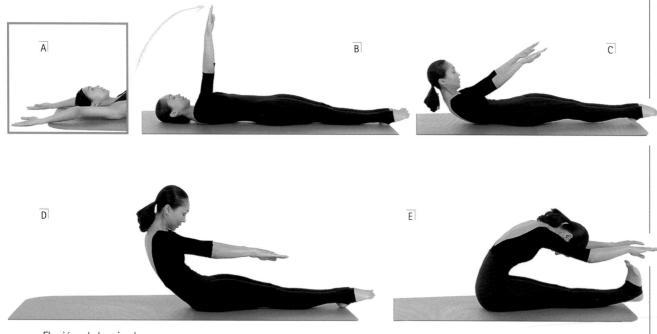

Flexión abdominal

Ejercicio

Levante las piernas juntas en el aire, las rodillas sobre las caderas, pero no totalmente estiradas (B).

Respirando y terminando, como en el ejercicio principal.

2

Flexiones abdominales

5-10 repeticiones

Estiramiento de los músculos extensores de la columna vertebral que acentúa el uso de los abdominales.

Posición inicial

Túmbese sobre la espalda en la colchoneta, con los brazos por detrás de la cabeza (A), piernas estiradas, muslos juntos, pelvis neutra.

Ejercicio

Inhale – eleve los brazos hacia delante y arriba (B) y "asiente" con la cabeza (C). Exhale – haga rodar la columna hacia arriba levantándola de la colchoneta (D), de vértebra en vértebra, hasta que los brazos estén paralelos al suelo. Flexione los pies (E).

Inhale – ruede hacia atrás, de vértebra en vértebra, hasta que alcance la posición de bisagra en las caderas (D).

Exhale – complete el rodamiento hacia abajo, llevando los brazos hacia atrás por encima de la cabeza de nuevo en la posición inicial (A).

Visualización

Ruede y deshaga el rodamiento del cuerpo como un panecillo suizo.

Músculos implicados

Los abdominales; los flexores de las caderas; los tendones de la corva; los estabilizadores de la faja del hombro.

Advertencias:

* Las personas que tienen una zona lumbar vulnerable y unos abdominales débiles deberían realizar el ejercicio

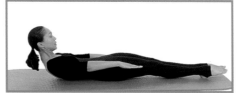

Flexión abdominal – ejercicio preparatorio

preparatorio en su lugar.

* Evite la elevación y tensión de los hombros.

* Tenga cuidado de no trabar o dejar que salga la barbilla hacia delante.

EJERCICIO PREPARATORIO:

4 repeticiones

Flexione la zona superior del cuerpo levantándose de la colchoneta y pulse cinco veces.

Posición inicial

Como en el ejercicio completo, pero con los brazos a los lados.

Ejercicio

Inhale – "asintiendo" con la cabeza.

Exhale – flexione la zona superior del cuerpo fuera de la colchoneta. Inhale.

Exhale – pulse el cuerpo hacia delante cinco veces mientras exhala (use una breve exhalación para cada pulsación hacia delante).

Fin

Inhale.

Exhale – ruede de nuevo hacia el suelo y hacia la posición inicial.

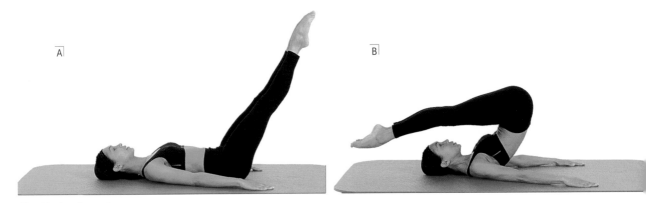

Flexión hacia atrás

3 La flexión hacia atrás

Cuatro repeticiones en cada dirección (Este ejercicio deben evitarlo aquéllos que tienen problemas de lumbares o de cuello.) Incrementa la flexibilidad y fuerza en la espalda y fortalece los músculos abdominales y los hombros.

Posición inicial

Túmbese sobre la espalda en la colchoneta, con los brazos a los lados, las piernas estiradas y juntas en el aire. Baje las piernas tan lejos como sea posible, manteniendo la columna vertebral apoyada y contraiga los abdominales (A).

Ejercicio

Inhale — lleve las piernas hacia atrás para girar sobre las caderas y estírese para alargar los tendones de la corva.

Exhale — haga rodar la columna vertebral fuera de la colchoneta y envíe las piernas por encima de la cabeza hacia el suelo (B). Inhale — abra las piernas a la anchura de las caderas y flexione los pies (C).

Exhale — ruede de nuevo hacia abajo a través de la columna vertebral hasta la colchoneta (D). Junte las piernas en el aire para volver a empezar (A). Realice el ejercicio al revés para rodar hacia atrás con las piernas separadas a la anchura de las caderas. Después de cuatro repeticiones, ruede de nuevo hacia abajo hacia la colchoneta con los muslos juntos y los pies flexionados.

Visualización

Simule la acción controlada de cada vértebra con el movimiento del minutero de un reloj —un "tic" cada vez y una vértebra cada vez.

Músculos implicados

Los abdominales; los tendones de la corva; los flexores de la cadera: los estabilizadores de la faja del hombro.

Advertencias:

- Mantenga la contracción abdominal cuando exhale.
- Controle la articulación de las vértebras mientras la columna vertebral se despega y va de regreso a la colchoneta.

EJERCICIO PREPARATORIO:

Agárrese de la parte posterior de las piernas y envíelas hacia atrás con un movimiento de mecimiento, elevando la rabadilla. Flexione las piernas por las rodillas al principio, y trabaje en su estiramiento.

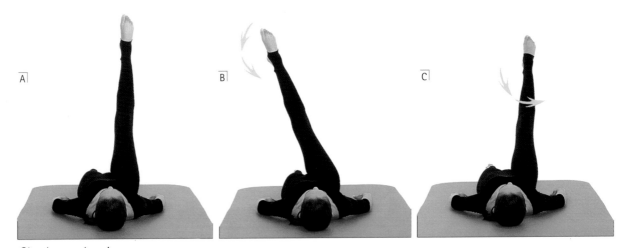

Círculos con las piernas

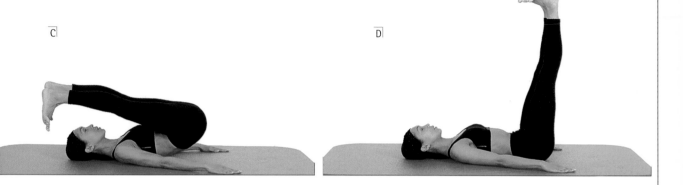

C

D

4 Círculos con las piernas

5 círculos en cada sentido.

Engrasa la articulación de la cadera y afloja la cadera.

Estira los tendones de la corva.

Posición inicial

Túmbese sobre la espalda con una pierna estirada a lo largo de la colchoneta y la otra estirada en el aire en un ángulo de 90°, con los brazos a los lados y la pelvis neutra (A).

Ejercicio

Inhale – dibuje medio círculo en el aire con el pie (B, C).

Exhale – dibuje la otra mitad del círculo con el pie (D, A).

Haga una pausa después de cada círculo para estabilizarse.

Visualización

Un balón oval.

Músculos implicados

Los abdominales; los tendones de la corva; cuadríceps; aductores.

Advertencias:

- Evite la tensión en la parte superior del cuerpo o el movimiento hacia los lados de la pelvis.
- Flexione o señale con el pie en el aire.

EJERCICIOS PREPARATORIOS:

(Para personas con tendones de la corva tensos y flexores de la cadera.)

EJERCICIO A

Como en el ejercicio principal, pero flexionando ambas rodillas.

EJERCICIO B

Como en el ejercicio principal, pero estire la pierna en la colchoneta y doble la otra pierna en el aire.

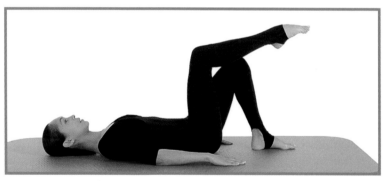

Círculos con la pierna – ejercicio preparatorio A

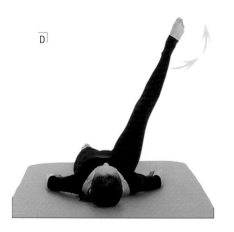

D

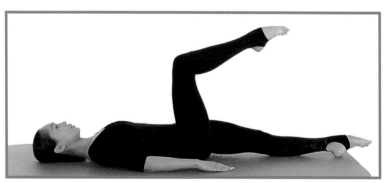

Círculos con la pierna – ejercicio preparatorio B

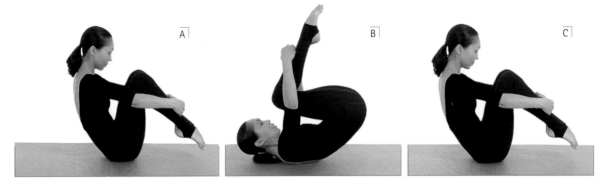

Rodando como un balón

5 Rodando como un balón

10 repeticiones
Aumenta la movilidad y el equilibrio.
Mejora el control abdominal.

Posición inicial

Siéntese en la colchoneta justo fuera de los isquiones, con las piernas juntas y las rodillas flexionadas hacia el pecho. Levante los pies de la colchoneta, con las manos en las espinillas, y los abdominales y la columna vertebral en una curva en C. Mire en línea hacia las rodillas (A).

Ejercicio

Inhale – mantenga la curva en forma de C y balancéese hacia atrás (B).

Exhale – balancéese de nuevo hacia delante a la posición inicial para equilibrarse justo de nuevo fuera de los isquiones, manteniendo la curva en forma de C (C).

Visualización

La base de un balancín.

Músculos implicados

Los tendones de la corva; los músculos de los glúteos; los flexores de las caderas; los aductores de las caderas; los estabilizadores de la faja del hombro; abdominales.

Advertencias:

- Evite perder la curva en forma de C.
- Relaje los hombros.

EJERCICIO PREPARATORIO A:

10 repeticiones

La posición inicial como en el ejercicio principal. Equilíbrese sobre los isquiones (A). Al inhalar, aleje el torso del muslo (B), vuelva hacia el muslo al exhalar. Mantenga la curva en forma de C de principio a fin.

EJERCICIO PREPARATORIO B:

10 repeticiones

Comience como en el ejercicio principal. Practique el movimiento de balanceo sin parar a equilibrarse. Añada el patrón de respiración, como en el ejercicio principal.

6 El estiramiento de una sola pierna

10-20 veces cada set
Mejora la coordinación.
Desarrolla la fuerza.

Posición inicial

Túmbese sobre la espalda en la colchoneta con las piernas en el aire, las rodillas flexionadas, los muslos juntos, las manos agarradas a los lados de las rodillas. La columna debería estar apoyada.

Inhale – "asintiendo" con la cabeza.

Exhale – eleve la zona superior del torso de la colchoneta (A).

Ejercicio

Inhale.

Exhale – estire una pierna, luego cambie y estire la otra pierna mientras flexiona la primera. Lleve la mano exterior hacia el tobillo de la pierna encogida, y la mano interior al interior de la rodilla flexionada (B).

Inhale – mantenga la flexión de la columna y cambie de piernas dos veces (un set).

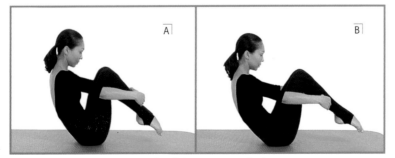

Rodando como un balón – ejercicio preparatorio A

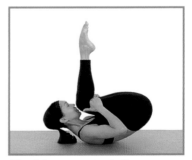

Ejercicio preparatorio B

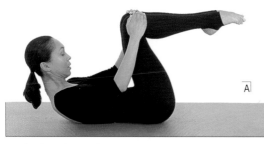

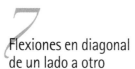

Estiramiento de una sola pierna

Exhale — mantenga la flexión de la columna y cambie de piernas dos veces (un set). Cuando la pierna derecha se alarga, el brazo izquierdo también se alarga, y viceversa.

Fin

Inhale. Exhale y baje la cabeza y una pierna, después baje la otra pierna.

Visualización

La acción de un émbolo.

Músculos implicados

Abdominales; músculos de la corva; flexores de las caderas; cuádriceps (de los muslos); estabilizadores de la faja de los hombros.

Advertencias:

- Evite la tensión en el cuello o deje de marcar la columna.
- Mantenga la contracción abdominal de principio a fin.

EJERCICIO PREPARATORIO

10 repeticiones

Comience como en el ejercicio principal. Sostenga la cabeza con las manos atrás y realice una exhalación por cada estiramiento de pierna. Inhale cuando las piernas estén juntas y flexionadas; exhale mientras se estira una pierna.

7 Flexiones en diagonal de un lado a otro

10-20 veces cada lado

(En personas con problemas de lumbares o cuya fuerza abdominal requiere más desarrollo, mantengan los pies en la colchoneta y las piernas flexionadas.)

Posición inicial

Túmbese sobre la espalda en la colchoneta con las piernas en el aire, los muslos juntos, las rodillas flexionadas, la columna marcada, las manos aguantando la parte posterior de la cabeza (A).

Ejercicio

Inhale — "asintiendo" con la cabeza.

Exhale — estire una pierna y gire en diagonal el cuerpo hacia la pierna flexionada, después cambie de piernas —una vez a cada lado (B, C).

Inhale - cambie de piernas dos veces y gire el cuerpo en diagonal hacia la pierna flexionada (B, C).

Exhale — cambie de piernas dos veces y gire el cuerpo en diagonal hacia la pierna flexionada (B, C).

Fin

Inhale — junte las rodillas en el aire.

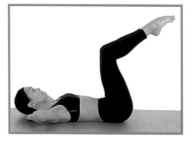

Estiramiento de una sola pierna –ejercicio preparatorio

Exhale — baje la cabeza, después baje las piernas una detrás de la otra.

Visualización

Brazos como las alas inclinadas de un avión.

Músculos implicados

Los abdominales, especialmente los oblicuos; los tendones de la corva; los cuádriceps; los flexores de la cadera; los estabilizadores de la faja del hombro.

Advertencias:

- Tenga como meta una flexión lateral, con un ligero giro en diagonal. No flexione sólo lateralmente.
- Evite la tensión en el cuello.
- Permanezca apoyado y mantenga la contracción abdominal.

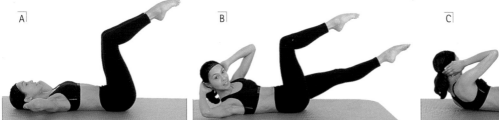
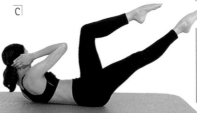

Flexiones oblicuas de un lado a otro

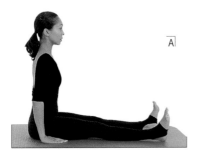 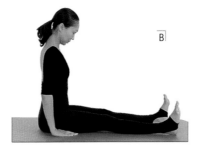 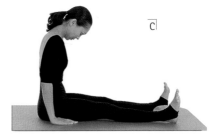

Estiramiento de columna

8 El estiramiento de columna

5 repeticiones

Estira y alarga la columna para crear espacio entre las vértebras.

Posición inicial

Siéntese con la columna recta, las piernas estiradas y separadas siguiendo la anchura de los hombros. Los pies están flexionados, los brazos descansan en el suelo ligeramente delante del cuerpo (A).

Ejercicio

Inhale — estírese hacia arriba desde la base de la columna.

Exhale — despegue la columna hacia abajo, articulando una vértebra cada vez (B, C, D).

Inhale — mantenga la flexión completa hacia delante y respire hacia la espalda (D).

Exhale — vuelva a la posición inicial, articulando una vértebra cada vez (D, C, B, A).

Visualización

Hundiéndose hacia abajo —flexión espinal.

Subiendo por un escalera de mano un paso o "una vértebra" cada vez — estiramiento espinal.

Músculos implicados

Los abdominales; la aponeurosis dorso-lumbar; los serratos.

Advertencias

- No meta la barbilla demasiado hacia el pecho.
- Evite la inclinación pélvica hacia delante o hacia atrás.

EJERCICIO PREPARATORIO

5 repeticiones

(Las personas con zona lumbar, tendones de la corva y flexores de la cadera tensos deberían sentarse en un cojín firme.)

Este ejercicio es lo mismo que el ejercicio principal, pero se realiza con los pies juntos, las piernas flexionadas y giradas lateralmente.

9 La sierra

5 repeticiones a cada lado, alternándolas
Mejora la movilidad.

Estira la parte superior de la espalda.

Posición inicial

Siéntese con la espalda recta, las piernas estiradas justo ligeramente más ampliamente que la anchura de los hombros, los pies, flexionados, los brazos elevados a cada lado del cuerpo justo por debajo de la altura de los hombros, con las palmas mirando hacia delante (A). Evite levantar las manos por encima de los hombros.

Ejercicio

Inhale — gire la columna a la derecha con los brazos en diagonal, manteniendo las caderas hacia delante (B).

Exhale — lleve la mano izquierda hacia el dedo pequeño del pie derecho y gire la palma de la mano de atrás hacia la columna (C).

Inhale — haga rodar la columna hacia arriba, mantenga la torsión de la columna,

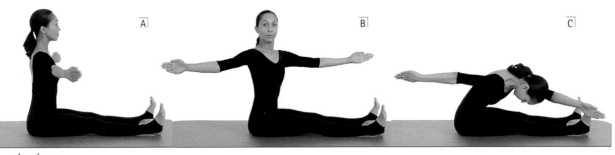

La sierra

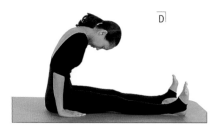

aleje la palma de la mano de la columna (D).

Exhale – vuelva a la posición inicial (E). Repita con el otro lado.

Visualización

El brazo se alarga hacia delante para aserrar el dedo pequeño del pie.

Músculos implicados

Los oblicuos; los serratos; la aponeurosis dorsolumbar; el cuadrado lumbar; los estabilizadores de la faja de los hombros.

Advertencias

- No permita que la cadera contraria se eleve durante el estiramiento hacia delante.
- Mantenga la contracción abdominal de principio a fin.

EJERCICIO PREPARATORIO

5 repeticiones

(Para las personas con la zona lumbar, los tendones de la corva y los flexores de la cadera tensos.)

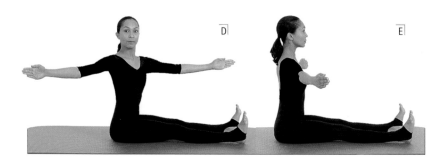

Como en el ejercicio principal, pero siéntese en un cojín y permita que se flexionen las piernas.

10 La flexión de diamante

6-8 repeticiones

Fortalece la zona superior de la espalda.

Posición inicial

Túmbese boca abajo en la colchoneta con las piernas estiradas, los muslos juntos, los codos doblados, y la frente descansando sobre las manos entre los pulgares y los índices. Coloque los pulgares y los índices juntos para adoptar la forma de un diamante (A).

Ejercicio

Inhale – alargue la columna.

Exhale – junte las manos a la frente y despegue las manos y los codos de la colchoneta– no demasiado elevados (B). Mantenga la línea alargada de la columna y no mire hacia arriba.

Inhale – mantenga la posición en el aire (B).

Exhale – baje las manos y los codos a la posición inicial (A).

Visualización

Permanezca estirado y alargado como un dardo.

Músculos implicados

Los abdominales; el trapecio; el cuadrado lumbar; los extensores del cuello; los aductores (en la parte interior de los muslos).

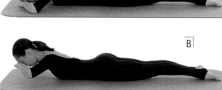

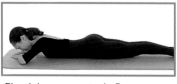

Flexión de diamante

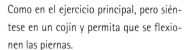

Ejercicio preparatorio B

Advertencias:

- Aquéllos que padezcan cifosis (espalda redondeada) pueden colocar un cojín bajo el pecho de apoyo para conseguir una columna recta.
- Abra la parte delantera del pecho y la espalda.
- Mantenga la cabeza en una posición correcta y evite la tensión en el cuello.
- Tenga cuidado de no formar "alas" (presione los omóplatos conjuntamente).
- Empuje la costilla de la base hacia dentro.

EJERCICIO PREPARATORIO A:

5 repeticiones

Posición inicial

Como en el ejercicio principal.

Ejercicio

Practique la respiración del "abdomen hacia la columna" (ver pág. 37).

EJERCICIO PREPARATORIO B:

6 repeticiones

Posición inicial

Como en el ejercicio principal.

Ejercicio

Durante la exhalación, deje que flote sólo la cabeza fuera de las manos.

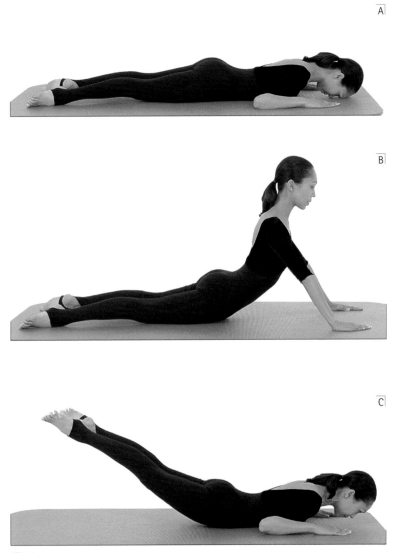

A

B

C

El cisne

11
El cisne

5 repeticiones

Fortalece la espalda, el cuello y los hombros.

Posición inicial

Túmbese boca abajo en la colchoneta, con las piernas estiradas, giradas hacia fuera y ligeramente separadas, los brazos doblados por los codos, las manos entre los hombros y las orejas, las palmas y la frente en la colchoneta (A).

Ejercicio

Inhale – empuje el cuerpo hacia arriba con los brazos para estirar la columna (B).

Exhale – baje el cuerpo a la colchoneta, meciéndose sobre la zona superior del torso y estirando las piernas detrás de usted mientras suben despegándose de la colchoneta (C).

Fin

Inhale – empuje el cuerpo hacia arriba con los brazos para estirar la columna.

Exhale – baje el cuerpo al suelo (A).

Visualización

La base de un balancín.

Músculos implicados

Los estabilizadores de la faja del hombro; el músculo dorsal ancho; el cuadrado lumbar; los músculos de los glúteos; los abdominales; los tendones de la corva.

Advertencias:

- Evite la tensión en el trapecio superior.
- Intente no usar demasiado los músculos extensores del cuello y la espalda.
- Evite este ejercicio si tienen problemas en la zona inferior de la espalda.

EJERCICIO PREPARATORIO:

5 repeticiones

Posición inicial

Como en el ejercicio principal.

Ejercicio

Las piernas no se despegan de la colchoneta. Utilice cuatro respiraciones como se indica a continuación:

Inhale.

Exhale – empuje el cuerpo hacia arriba para estirar la columna.

Inhale – mantenga el estiramiento.

Exhale – vuelva a la posición inicial.

El cisne avanzado – balanceo y apresamiento

(Requiere la supervisión de un instructor.)

Posición inicial

Como en el ejercicio principal.

Ejercicio

Inhale – empuje el cuerpo hacia arriba y estire la columna (A, en la página siguiente).

Exhale – suelte las manos para mecerse hacia delante encima de la pelvis (B).

Inhale – sostenga el cuerpo con las manos en la colchoneta (C).

Fin

Inhale – empuje el cuerpo hacia arriba para estirar la columna vertebral.

Exhale – baje el cuerpo hacia el suelo.

12 El estiramiento de espalda

Éste es un ejercicio de aflojamiento de la columna que se ha de realizar después de los ejercicios realizados boca abajo.

Posición inicial

Arrodíllese, con las piernas ligeramente separadas y los pies juntos.

Ejercicio

Dóblese hacia delante y estire los brazos delante de la cabeza, con la frente y las palmas de las manos en el suelo. Lleve la respiración a la espalda cuando inhale. Sienta la rabadilla hundida hacia el suelo. Sienta la relajación del cuerpo en la posición cuando exhala. Permanezca en esta postura de relajación de 10 a 15 segundos.

Músculos implicados

Aflojamiento muscular a lo largo de la columna.

Advertencias:

* Las personas con flexión de rodilla reducida o que sientan incomodidad en las caderas deberían colocar uno o dos cojines en la parte de atrás de las pantorrillas para liberar tensión (es decir, sentarse en el cojín colocado en la parte posterior de las piernas).

* Alternativamente, realice el ejercicio sentado en un asiento, abrazando las rodillas, con la columna vertebral redondeada.

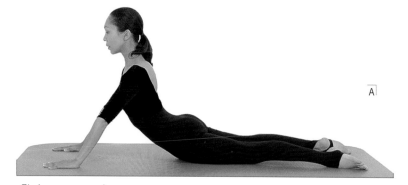

A

El cisne avanzado

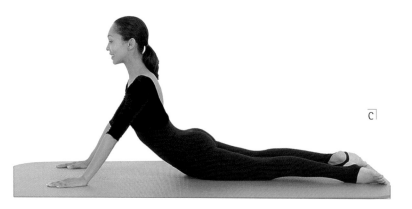

B

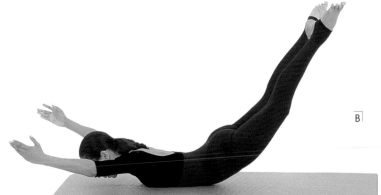

C

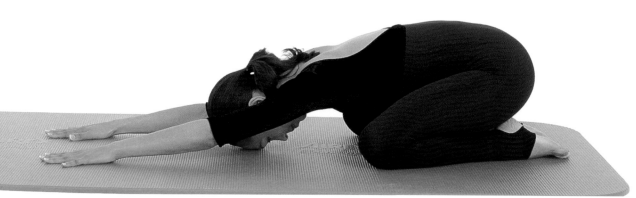

Estiramiento de espalda

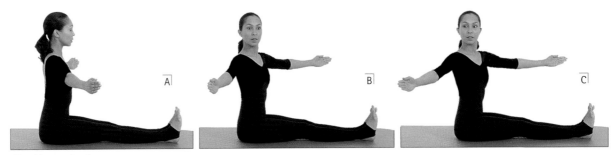
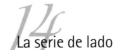

Torsión espinal

13 Torsión espinal

10 repeticiones, alternando los lados
Afloja la columna vertebral.
Aumenta la flexibilidad de la cintura y de las caderas.

Posición inicial

Siéntese en la colchoneta, con la columna recta, las piernas estiradas y juntas delante, los pies flexionados. Eleve los brazos a los lados justo por debajo del nivel de los hombros, las palmas de las manos mirando hacia delante (A).

Ejercicio

Inhale – tres respiraciones para girar la columna tres veces, desde la cintura hacia la derecha (una respiración con cada giro – B, C, D). Alargue la columna con cada giro. Gire la palma de la mano derecha hacia atrás hacia la columna vertebral en el tercer giro (D). Mire hacia atrás a la mano derecha y sienta cómo se abre el hombro por delante.

Exhale – estírese y crezca hacia arriba desde la base de la columna, volviendo a la posición inicial (E). Repita el ejercicio hacia el otro lado.

Visualización

Sentado sobre una cama de clavos.

Músculos implicados

El transverso abdominal; los oblicuos; la aponeurosis dorsolumbar; los serratos.

Advertencias:

- Si tiende a levantar los hombros, invierta la respiración (es decir, use tres exhalaciones breves para cada giro en vez de tres inhalaciones breves).
- Si tiene una zona lumbar tensa, unos tendones de la corva y/o unos flexores de las caderas tensos, siéntese en un cojín con las piernas cruzadas.
- Mantenga ambas caderas mirando en ángulo recto hacia delante.

14 La serie de lado

Fortalece y tonifica la parte interior y exterior de los muslos y los glúteos.

Posición inicial

Túmbese de lado con el brazo a lo largo de la colchoneta y la mano por encima para equilibrar. La pelvis debería estar alineada y las piernas rectas bajo la pelvis (A).

Advertencias:

- Un cojín colocado entre la cabeza y el brazo puede ser utilizado para apoyar la cabeza.
- Evite llevar las piernas detrás de la pelvis, lo que causaría que se arqueara la zona lumbar.

EJERCICIO A:

8-10 repeticiones

Inhale – estire y levante la pierna de encima a la altura de la cadera con los pies en punta (B).

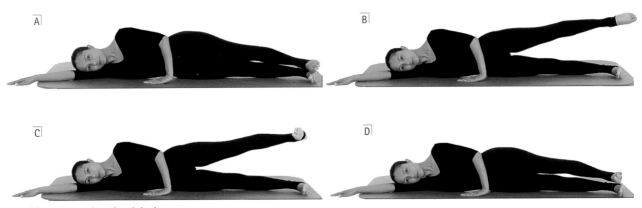

Serie lateral – ejercicio A

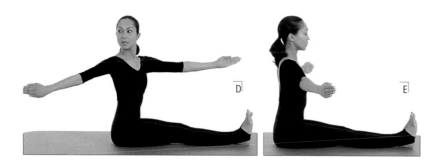

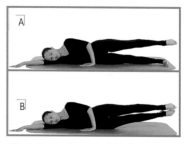

Exhale – flexione el pie (C) y estire la pierna desde la articulación de la cadera mientras la baja (D).

Visualización

Exprimiendo y aplanando una pelota blanda entre los muslos al bajar la pierna.

Músculos implicados

Los abdominales; los abductores (exterior de la cadera).

EJERCICIO B:

8-10 repeticiones

Inhale – estire la pierna superior a la altura de la cadera (A).

Exhale – eleve la pierna inferior estirada hasta encontrarse con la de encima (B) y presione la pierna de debajo hacia abajo con la pierna que está encima.

Visualización

Apriete para aplastar una pelota blanda bajo las piernas mientras descienden.

Músculos implicados

Aductores inferiores de la pierna; aductores superiores de la pierna y abductores.

EJERCICIO C:

8-10 repeticiones

Inhale.

Exhale – estire y levante ambas piernas juntas en el aire.

Inhale – estire y baje las piernas con reluctancia.

Visualización

Piense en las piernas como si fuesen una palanca.

Músculos implicados

Los abdominales; aductores inferiores y superiores de la pierna y abductores.

EJERCICIO D:

8 círculos con el tobillo en un sentido y 8 en sentido contrario

Preparación

Inhale.

Exhale – estire y levante la pierna de encima a la altura de la cadera (A).

Ejercicio

Inhale – trace medio círculo con el pie (B).

Exhale – complete el círculo (C).

Visualización

El dedo/talón es un lápiz que dibuja un círculo.

Músculos implicados

Los abdominales; los aductores; los abductores; los músculos de los glúteos.

Advertencias:

* El pie que trabaja puede estar estirado, en punta o flexionado.
* El estiramiento de la pierna, no la altura, es lo importante.
* Evite la tensión en los hombros.
* Asegure la estabilidad pélvica de principio a fin del ejercicio.
* Apoye el torso y eleve la costilla un poco más arriba de la colchoneta.

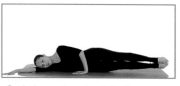

Serie lateral – ejercicio B

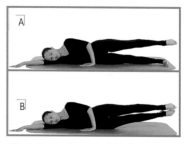

Serie lateral – ejercicio C

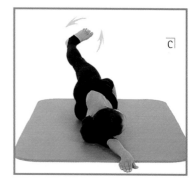

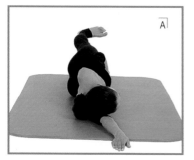

Serie lateral – ejercicio D

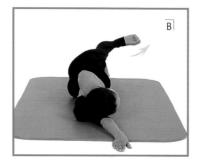

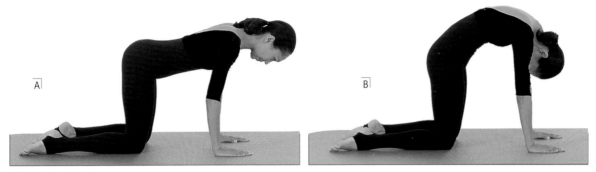

El gato

15
El gato

3-5 repeticiones
Aumenta la flexión y movilidad de la columna vertebral.

Posición inicial

Arrodíllese a cuatro patas en la colchoneta, asegurándose de mantener la cabeza alineada con la columna vertebral recta (A).

Ejercicio

Inhale – flexione la columna, moviendo la rabadilla y la coronilla de la cabeza hacia el suelo (B).

Exhale – estire la columna de nuevo recta (A).

Visualización

Gato enfadado – flexión espinal.

Músculos implicados

Los abdominales; la aponeurosis dorsolumbar; los serratos.

Advertencias:

* Evite "formar alas" (juntar los omóplatos) al estirar la columna.
* No estire demasiado los codos.

16
Natación

5 veces

(Cinco breves inhalaciones, cinco breves exhalaciones = una vez; un patrón de respiración como en "el centenar".)
Mejora la coordinación.

Posición inicial

Túmbese boca abajo, con los brazos delante y estirados, separados a la anchura de los hombros, las piernas estiradas a lo largo de la colchoneta, separadas a la anchura de las caderas (A).

Inhale.

Exhale – levante los brazos y piernas de la colchoneta.

Ejercicio

Inhale – levante y baje los brazos y piernas de forma cruzada (los brazos opuestos a las piernas como si nadase) contando hasta cinco = cinco breves inhalaciones (B).

Exhale – levante y baje los brazos y piernas de forma cruzada durante cinco breves exhalaciones (B).

Fin

Inhale – permanezca quieto.

Exhale – baje los brazos y las piernas.

Visualización

Salpicando agua con las extremidades rectas.

Músculos implicados

Los deltoides; los oblicuos; el músculo dorsal ancho; los de los glúteos; el transverso del abdomen; los serratos; la aponeurosis dorsolumbar.

EJERCICIO PREPARATORIO A:

5 repeticiones

Trabaje sólo con las piernas como ejercicio separado, de igual manera que en el ejercicio principal.

EJERCICIO PREPARATORIO B:

5 repeticiones

Trabaje sólo con los brazos como ejercicio separado, de igual manera que en el ejercicio principal.

Advertencia:

* Evite la tensión en la zona lumbar y la elevación de los hombros.
* No retenga la respiración.

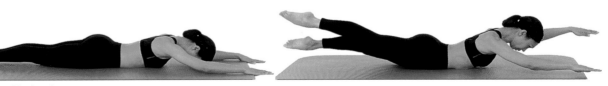

Nadando

- Mantenga el estiramiento de la pierna desde las caderas.
- Estire los brazos y las piernas apenas despegados de la colchoneta.

17 La foca

10 repeticiones
Mejora el equilibrio.
Mejora la coordinación.

Posición inicial

Sobre la colchoneta, con la columna vertebral flexionada, las plantas de los pies juntas, las rodillas flexionadas. Estire las manos entre las piernas para agarrarse al exterior de los tobillos. Levante los pies de la colchoneta para equilibrarse justo encima de los isquiones (A).

Ejercicio

Inhale – balancéese hacia atrás y después palmotee con las plantas de los pies tres veces (B). No se balancee hasta la zona cervical (del cuello).

Exhale – mézase hacia delante para equilibrarse en la posición inicial (A) y palmotee con las plantas de los pies tres veces.

Visualización

La base de un balancín.

Músculos implicados

Los abdominales; los músculos rotatorios exteriores de la cadera; los estabilizadores de la faja del hombro.

Advertencias:

- No pierda la curva en forma de C.
- Evite rodar hasta la zona cervical.

EJERCICIO PREPARATORIO:

Evite palmotear con los pies antes de que se consiga el equilibrio.

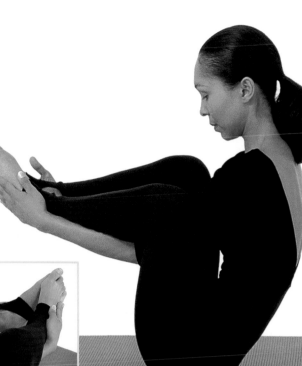

A

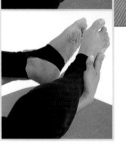

Arriba: **Junte las plantas de los pies, lo que ayuda a hacer trabajar a los músculos del peroné en la parte exterior de la parte inferior de la pierna.**

B

La foca

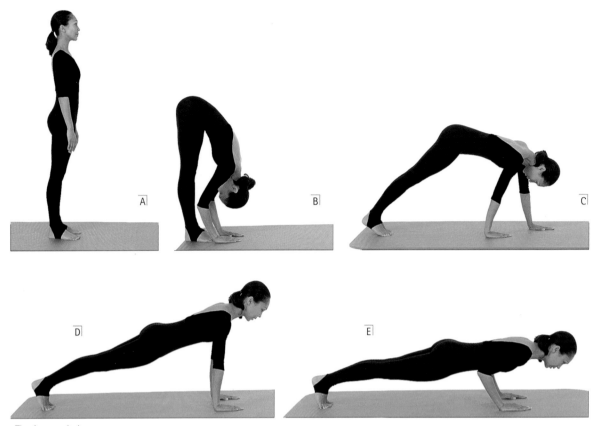

Flexiones de brazos

18 Flexiones de brazos

3-5 repeticiones

Ejercicio de fortalecimiento.

Posición inicial

De pie erguido en el borde de la colchoneta con los pies separados a la anchura de las caderas (A).

Ejercicio

Inhale.

Exhale – pliéguese bajando hacia el suelo, de vértebra en vértebra cada vez (B).

Inhale (B).

Exhale – dé cuatro pasos hacia delante con las manos a lo largo del suelo (C) para formar la posición de flexión (D).

Inhale – realice tres breves inhalaciones. Con cada una de ellas, flexione los codos un poco más (E) para bajar el cuerpo hacia la colchoneta (inhalación, inhalación, inhalación = más bajo, más bajo, más bajo).

Exhale – tres breves exhalaciones estirando cada vez los codos un poco más hasta subir (exhalación, exhalación, exhalación = estire, estire, estire (D)).

Inhale – haga caminar las manos hacia atrás (C) hasta el borde de la colchoneta (B).

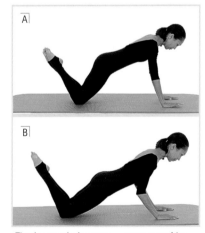

Flexiones de brazos – preparación

Exhale – ruede hacia arriba, una vértebra cada vez, de nuevo a la posición inicial (A).

Visualización

Húndase, húndase, húndase; crezca, crezca, crezca.

Músculos implicados

Los abdominales; los aductores de las caderas; los tendones de la corva; los músculos de los glúteos; el serrato anterior (sobre las costillas superiores al lado del pecho); el trapecio inferior; los bíceps; los tríceps.

Advertencia:

• Mantenga la costilla de la base hacia dentro.

EJERCICIO PREPARATORIO:

10 repeticiones

Posición inicial

Arrodíllese con las manos separadas a la anchura de la cadera encima de la colchoneta, con los pies en el aire (A).

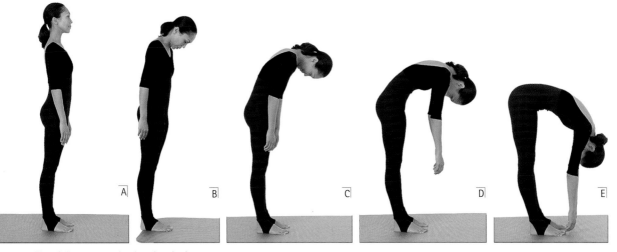

Ejercicio para rodar hacia abajo

Ejercicio

Como en el ejercicio principal:

Inhale — tres breves inhalaciones para doblar los codos, bajando el torso hacia la colchoneta con cada inhalación (B).

Exhale — tres exhalaciones para estirar los codos, subiendo el torso con cada una (A).

Advertencias:

- Evite arquear los omóplatos.
- No deje caer la pelvis demasiado ni levantarla tampoco demasiado en la posición de flexión: busque formar una línea recta de la cabeza a los pies.

19 Rodando hacia abajo

3-5 repeticiones

Éste es un buen ejercicio para acabar la sesión que ayuda a la articulación espinal.

Posición inicial

De pie con la espalda contra una pared, los pies paralelos y separados a la anchura de las caderas (A). Los pies deberían distar la longitud de su propio pie de la pared. Estírese hacia arriba desde la punta de las orejas para evitar inclinar la cabeza hacia atrás.

Ejercicio

Inhale — "asintiendo" (B).

Exhale — empiece con la zona cervical (cuello), ruede la columna vertebral bajándola hacia el suelo, flexionando una vértebra cada vez (C, D, E).

Inhale — mantenga la flexión hacia delante completa (E).

Exhale — comenzando por la zona lumbar, ruede hasta la posición inicial, una vértebra cada vez (D, C, B, A).

Visualización

Separe la columna de la pared, luego pegue de nuevo la columna a la pared.

Músculos implicados

Los abdominales; los serratos; la aponeurosis dorsolumbar; el cuadrado lumbar; el músculo dorsal ancho; el trapecio.

Advertencias:

- Ruede hacia abajo tan lejos como pueda sin forzar.
- Lleve el pensamiento a la columna vertebral.
- El ejercicio sólo es eficaz cuando se realiza lentamente.
- Evite inclinar la cabeza hacia atrás.

20 La meditación

Intensifica la percepción de los sentidos.
Ejercita los músculos faciales.

Posición inicial

Boca arriba en la colchoneta, con los pies planos, las piernas flexionadas y separadas a al anchura de las caderas, los brazos a los lados, los ojos cerrados, la boca abierta, la mandíbula caída y la lengua hacia la parte posterior de la garganta.

Ejercicio

Medite los puntos siguientes:

1. Sienta el peso de su cuerpo mientras carga de forma pesada sobre la colchoneta. Medite de 30 segundos a un minuto.

2. Borre todos los pensamientos de su mente y escuche cada sonido de alrededor. Medite de 30 segundos a un minuto.

3. Sienta la ropa en su cuerpo. Medite de 30 segundos a un minuto.

4. Sienta el aire que hay a su alrededor. Medite de 30 segundos a un minuto.

5. Levante y baje lentamente un dedo de la mano cada vez. Espere cinco segundos después de levantar cada uno.

6. Haga crujir las manos formando puños, y relájelas. Espere 10 segundos.

7. Apriete los dedos de los pies, luego relájelos. Espere 10 segundos.

8. Apriete la cara, después relájela. Espere 10 segundos.

9. Abra los ojos suavemente y recupérese para dar la bienvenida al resto del día.

LA RUTINA MÁS AVANZADA

UNA vez que la rutina de ejercicios paso a paso se domina, la rutina avanzada y más desafiante proporcionará un incentivo añadido a su sesión. Estos ejercicios se añaden a la rutina paso a paso y sólo deberían acometerse una vez que tenga una base segura.

1
Flexiones en equilibrio

5 repeticiones
(No recomendable para aquéllos con problemas de lumbares.)
Desafía a la fuerza abdominal.
Alarga la columna.

Posición inicial
Túmbese sobre la espalda, con la columna totalmente apoyada. Lleve los brazos atrás por encima de la cabeza. Estire las piernas juntas en el aire, tan bajas como sea posible (A).

Ejercicio
Inhale – levante los brazos (B) y eleve el torso. Acerque los brazos y los pies hasta formar una "V" (C).
Exhale – ruede hacia atrás hasta la colchoneta lejos de las piernas, manteniendo los brazos al lado de las orejas y las piernas, en el aire (D).

Fin
Exhale – baje las piernas, una cada vez.

Visualización
Una forma de "V" en equilibrio.

Músculos implicados
Los abdominales; los flexores de las caderas; los estabilizadores de la faja del hombro.

Advertencias:
- Intente rodar hacia abajo vértebra a vértebra.
- Mantenga la contracción abdominal.
- Evite alzar los hombros.

EJERCICIO PREPARATORIO A:
5 repeticiones
Éste es un buen ejercicio para realizar antes del "centenar" en la rutina de paso a paso.

Posición inicial
Túmbese boca arriba en la colchoneta con los pies separados a la anchura de las caderas, las piernas flexionadas, los brazos estirados hacia atrás en la colchoneta y las palmas mirando hacia el techo (A).

Ejercicio
Inhale – levante los brazos detrás de las orejas y "asiente" (B).

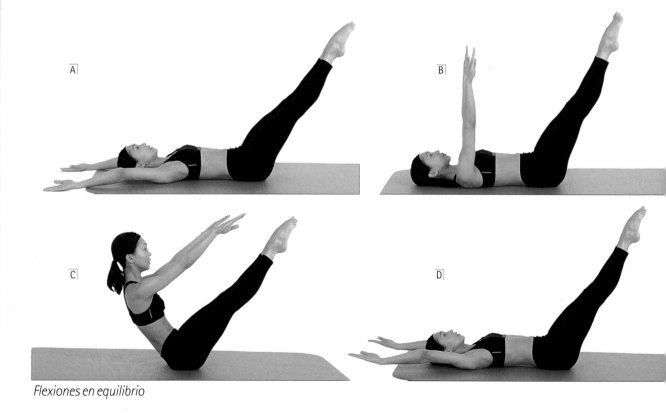

Flexiones en equilibrio

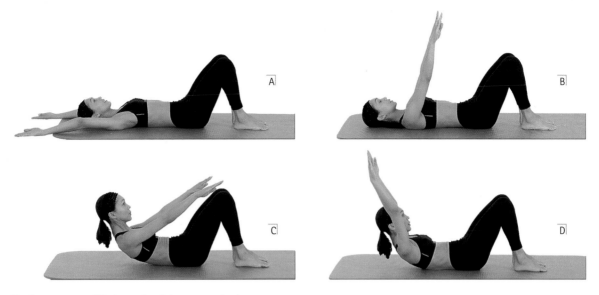

Flexiones en equilibrio – ejercicio preparatorio

Exhale – flexione la columna y ruede hacia arriba, llevando los brazos hacia delante justo por encima del nivel de los hombros (C).

Inhale – lleve los brazos a las orejas (D).

Exhale – ruede de nuevo hacia abajo a la posición inicial (A).

EJERCICIO PREPARATORIO B:

5 repeticiones

Como en el ejercicio preparatorio A, pero con las piernas juntas en el aire y las rodillas flexionadas por encima de las caderas.

2 El balancín con las piernas abiertas

10 repeticiones
Aumenta el control abdominal.

Posición inicial

Siéntese justo encima de los isquiones con una ligera inclinación pélvica hacia atrás. Estire la columna torácica y las piernas con una anchura ligeramente mayor que la de los hombros. Agárrese de la parte delantera de los tobillos o de los lados de las piernas con las manos (A).

Ejercicio

Inhale – use la forma de C, ruede hacia atrás hasta la colchoneta, como se muestra en las fotos (B, C).

Exhale – ruede hacia delante hasta equilibrarse. Estírese por la zona media de la espalda, abriendo y levantando el pecho sin que "estalle" la caja torácica (A).

Visualización

El arco de un arquero.

Músculos implicados

Los abdominales; la aponeurosis dorso-lumbar; los serratos; los tendones de la corva; los músculos de los glúteos; los flexores de las caderas; los estabilizadores de la faja del hombro.

Advertencias:

- Guíe el movimiento con la zona lumbar.
- No arquee la zona lumbar.
- Evite hacer rodar la zona cervical (zona de la base del cuello).

EJERCICIO PREPARATORIO:

10 repeticiones

Como en el ejercicio principal, pero flexione las rodillas.

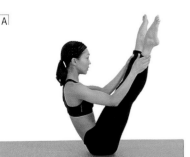
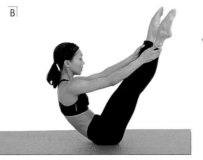
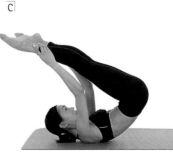

Balancín con las piernas abiertas

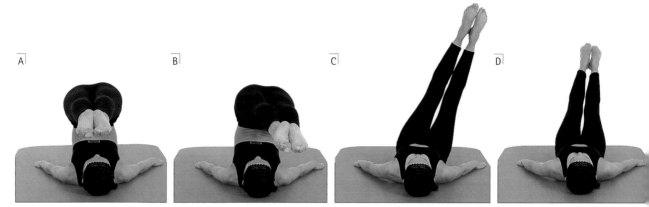

El tirabuzón

3 El tirabuzón

3-6 repeticiones a cada lado, alternándolos
Aumenta la fuerza.
Mejora el control.

Posición inicial

Túmbese boca arriba en la colchoneta, con las piernas juntas en el aire, los brazos a los lados, la columna apoyada.

Preparación

Inhale.

Exhale — haga rodar la columna desde la colchoneta y lleve las piernas por encima de la cabeza hasta que estén paralelas al suelo (A).

Ejercicio

Inhale — lleve la punta de los pies a la oreja derecha (B).

Exhale — lleve los pies hacia abajo por el lado derecho de la columna mientras rueda por la columna hasta la colchoneta (C, D). Lleve los pies arriba al lado izquierdo de la columna para hacer rodar la colum-

na despegándola de la colchoneta (E).

Inhale — centre las piernas paralelas al suelo (A).

Repita por el otro lado.

Visualización

Una forma de "U".

Músculos implicados

Los abdominales, especialmente los oblicuos; los estabilizadores de la faja del hombro; los tendones de la corva; los flexores de las caderas.

Advertencias:

* No arquee la espalda.
* Mantenga las costillas en su lugar.
* Evite rodar hasta la zona cervical (zona del cuello).

EJERCICIO PREPARATORIO:

3-6 repeticiones

Posición inicial

Reclínese hacia atrás desde los isquiones, apoyando el torso con los codos a los la-

dos y las piernas estiradas juntas en el aire.

Ejercicio

Inhale — lleve los dedos de ambos pies juntos hacia la oreja derecha.

Exhale — baje las piernas por el lado derecho de la columna, elevándolas después por el lado izquierdo de la columna.

Repita por el otro lado.

Visualización

La forma de una pequeña "U".

4 La zambullida del cisne

10 repeticiones (hacia delante y hacia atrás = una repetición)
Fortalece la espalda, el cuello y los hombros.

Posición inicial

Túmbese boca abajo en la colchoneta, las manos al lado de los hombros, las piernas ligeramente separadas y giradas hacia fuera.

La zambullida del cisne

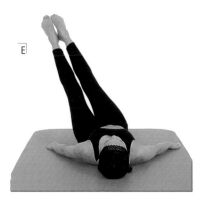

E

Ejercicio

Inhale — empuje hacia arriba con las manos y los brazos, estirando la columna (A).

Exhale — eleve los brazos de la colchoneta (al lado de las orejas) y balancéese hacia delante sobre la caja torácica, elevando las piernas estiradas detrás de usted (B, C).

Inhale — balancéese hacia atrás sobre la pelvis (D). Balancéese 10 veces y después finalice.

Fin

Inhale — sostenga el torso con las manos.

Exhale — baje el torso de nuevo hasta la colchoneta.

Visualización

Un balancín con forma de plátano.

(Ver "el cisne", en pág. 62, para los músculos implicados y el ejercicio preparatorio.)

Patadas con una pierna

6-10 repeticiones por pierna, alternándolas (Es necesaria una supervisión; evite el ejercicio si tiene problemas de rodillas.)

Posición inicial

Túmbese boca abajo en la colchoneta, aguantando el torso sobre los codos flexionados, con las palmas de las manos mirándose entre sí. La cabeza debería estar alineada con la columna, las piernas están juntas y la pelvis está inclinada hacia atrás (A).

Ejercicio

Inhale.

Exhale — flexione una rodilla y golpee ligeramente hacia los glúteos, primero con el pie estirado (B) y luego con el pie flexionado (C).

Inhale — estire la pierna de nuevo a la posición inicial (D).

Repita con la otra pierna.

Músculos implicados

Los abdominales; los músculos de los glúteos; los tendones de la corva; los estabilizadores de la faja del hombro.

Advertencias:

- No arquee la espalda.
- Mantenga la contracción abdominal y la colocación correcta de la caja torácica.
- Evite la tensión en los hombros o arquear los omóplatos o paletillas.

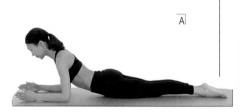

A

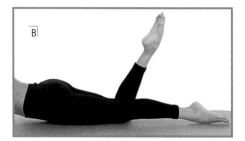

B

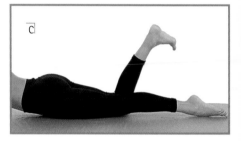

C

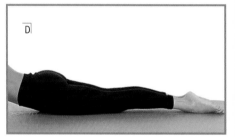

D

Patada con una pierna

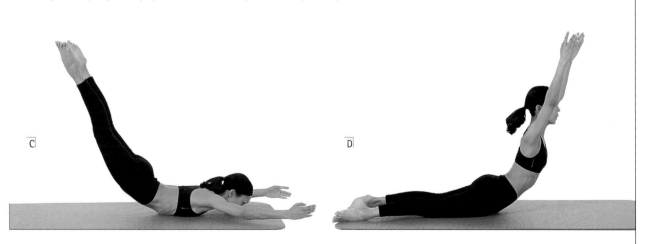

C

D

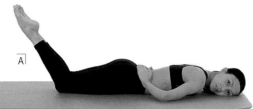
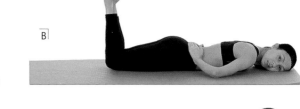

Patada con las dos piernas

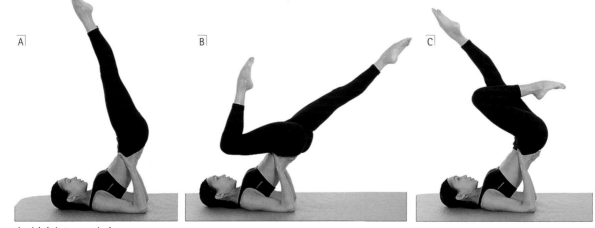

6 Patadas con las dos piernas

3-5 repeticiones a cada lado, alternando
(Es necesaria la supervisión; evitar si tiene
problemas de rodillas o de lumbares.)
Estira la zona inferior de la espalda.

Posición inicial

Boca abajo, con la cabeza girada hacia un
lado y las manos detrás de la espalda (A).

Ejercicio

Inhale.

Exhale – flexione ambas rodillas para
golpear ligeramente con los pies tres veces hacia los glúteos – tres breves exhalaciones (B).

Inhale – estire las piernas, ligeramente
giradas hacia fuera. Estire la columna
mientras los brazos se estiran a los lados
y la parte superior del torso se levanta de
la colchoneta (C).

Exhale – baje el torso a la colchoneta y
vuelva a la posición inicial. Gire la cabeza
al otro lado y repita el ejercicio.

Visualización

Estírese al inhalar como un torpedo.

Músculos implicados

Los abdominales; los tendones de la corva; los músculos inferiores de los glúteos;
la aponeurosis dorsolumbar; los serratos;
el músculo dorsal ancho; los estabilizadores de la faja del hombro.

Advertencias:

* Evite arquear la espalda.
* No permita que la rabadilla suba y baje.
* Mantenga la estabilidad de los omó-
  platos.

7 La bicicleta en el aire

20 repeticiones en cada dirección

(Evitar si se tienen problemas de lumbares
o de cuello.)
Aumenta la fuerza y mejora el equilibrio,
el control y la coordinación.

Posición inicial

Apoyando los hombros en la colchoneta,
con las manos sosteniendo la espalda,
con las piernas paralelas en el aire (A).

Ejercicio

Inhale – estire una pierna y flexione la
otra (efecto de pedaleo) (B).

Exhale – flexione la rodilla de la pierna
estirada y estire la otra pierna (C).

Cambie de dirección después de 20 repeticiones.

La bicicleta en el aire

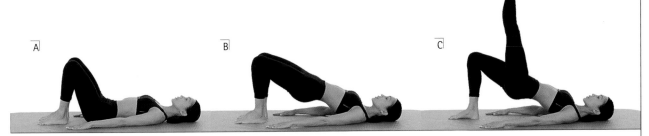

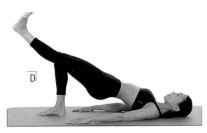

El puente

Visualización

Pedaleo.

Músculos implicados

Los tendones de la corva; los músculos de los glúteos; los abdominales; el cuadrado lumbar.

Advertencias:

* Evite el excesivo estiramiento de la zona lumbar.
* Evite la presión sobre el cuello.

8 El puente de los hombros

3 repeticiones a cada lado

(Es necesaria la supervisión de un monitor; evítelo si padece problemas de cuello o de lumbares, codo de tenista o síndrome de túnel carpiano.) Pone a prueba la estabilidad central y la fuerza.

Posición inicial

De espaldas en la colchoneta, con las piernas separadas a la anchura de las caderas, las rodillas flexionadas, las plantas de los pies encima de la colchoneta, con los brazos a los lados (A).

Preparación

Inhale.

Exhale – levante la pelvis de la colchoneta, manteniendo la columna recta (B).

Ejercicio

Inhale – flexione rodilla izquierda hacia el pecho.

Exhale – estire la pierna izquierda en el aire (C).

Inhale – flexione el pie izquierdo con la pierna izquierda bajando hasta la rodilla derecha (D).

Exhale – levante la pierna izquierda hacia el techo y estire el pie (C).

Baje y levante la pierna dos veces más.

Inhale – coloque el pie izquierdo de nuevo en la colchoneta.

Exhale – levante la pierna derecha hacia el techo.

Repita el ejercicio con la pierna derecha.

Fin

Inhale – baje la pierna levantada (B).

Exhale – baje la pelvis, colocando las caderas encima de la colchoneta.

Visualización

Un puente.

Músculos implicados

Tendones de la corva; músculos de los glúteos; flexores de las caderas; abdominales.

Advertencias:

* Evite la presión sobre el cuello o extender demasiado la zona lumbar.
* Mantenga el contacto de los tendones de la corva.
* Evite presionar sobre las muñecas o los codos.

9 La postura de súplica

6-8 repeticiones

Mejora equilibrio, control y coordinación.

Posición inicial

Boca arriba, las piernas juntas, las rodillas flexionadas, los brazos a los lados (A).

Ejercicio

Inhale.

Exhale – ruede hasta el lado izquierdo y mantenga el equilibrio sobre esa cadera. Gire la parte superior del torso a la derecha, con los brazos y los hombros en una línea oblicua a la derecha, los brazos justo por debajo del nivel de los hombros y las palmas hacia arriba. La mirada debería dirigirse a las manos (B). Mantenga la postura hasta el final de la exhalación.

Inhale – ruede hacia abajo hasta la colchoneta y vuelva a la posición inicial.

Repita con el otro lado.

Visualización

Postura de súplica.

Músculos implicados

Los abdominales, especialmente los oblicuos; los flexores de las caderas; los estabilizadores de la faja del hombro.

Advertencias:

* Evite la tensión en la zona superior.
* Mantenga el equilibrio sobre el lateral de la cadera.

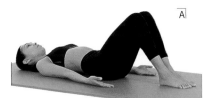
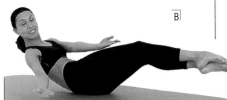

Postura de súplica

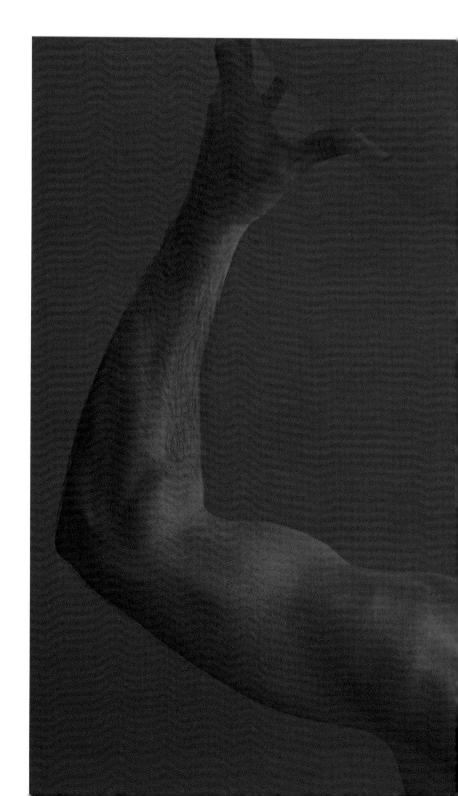

EJERCICIOS ADICIONALES

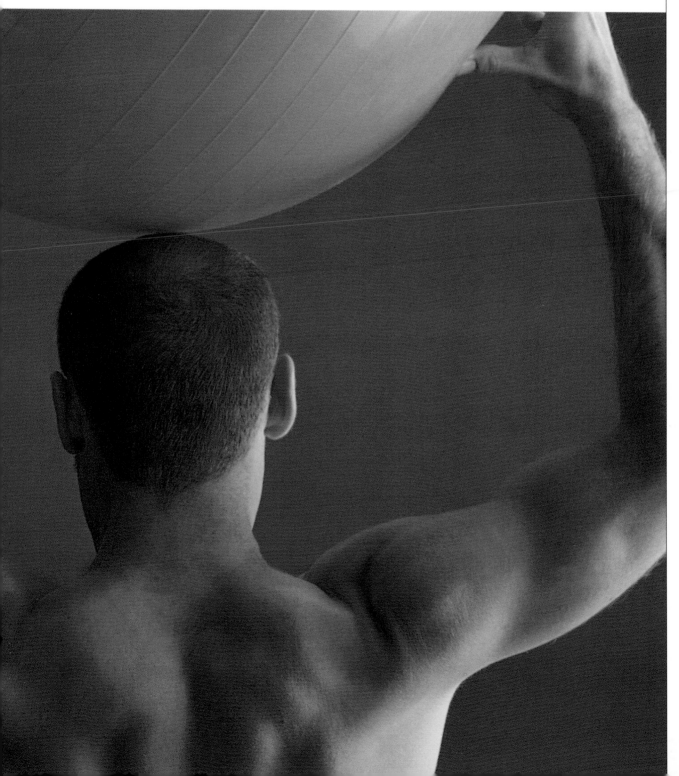

DIEZ MINUTOS AL DÍA

ESTA breve rutina de diez minutos de ejercicios simples, pero efectivos, puede realizarse los días que no se hace la sesión paso a paso completa.

1 La inclinación pélvica

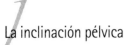

6-10 repeticiones
Moviliza la columna.

Posición inicial

Túmbese boca arriba con las piernas separadas a la anchura de las caderas, las rodillas flexionadas, las plantas de los pies encima de la colchoneta, los brazos a los lados y la pelvis en la posición neutra o recta (A).

Ejercicio

Inhale.

Exhale – incline la pelvis hacia atrás de manera que la zona lumbar se aplane en la colchoneta. Ruede hacia arriba por toda la columna, una vértebra cada vez hasta el fin de la zona torácica de la columna o zona superior de la espalda (B).

Inhale – mantenga la posición con las caderas en el aire (B).

Exhale – ruede hacia abajo, una vértebra cada vez, de vuelta a la posición inicial.

Músculos implicados

Los músculos abdominales; los serratos; la aponeurosis dorsolumbar.

Advertencia:

• Evite rodar hasta la zona cervical de la columna (zona del cuello).

VARIACIÓN A DE LA INCLINACIÓN PÉLVICA:

6-10 repeticiones

Como en el ejercicio principal, pero apretando un cojín entre las rodillas para usar los músculos interiores del muslo.

VARIACIÓN B DE LA INCLINACIÓN PÉLVICA:

6-10 repeticiones

Como en el ejercicio principal, pero con una rodilla cruzada sobre la otra para rodar hacia arriba sobre el soporte de una sola pierna. Esto hace trabajar incluso más a los tendones de la corva y los músculos inferiores del glúteo.

2 La preparación abdominal

8-10 repeticiones
Aumenta la fuerza abdominal.

Posición inicial

Túmbese boca arriba con las piernas separadas a la anchura de las caderas, con las rodillas flexionadas, las plantas de los pies encima de la colchoneta, los brazos a los lados y la pelvis en posición neutra (A).

Ejercicio

Inhale – "asintiendo".

Exhale – flexione la zona superior del cuerpo y deslice la caja torácica hacia la pelvis, con los brazos sobre la colchoneta (B).

Inhale – mantenga la posición.

Exhale – baje la zona superior del cuerpo de nuevo a su posición inicial (A).

Músculos implicados

Los abdominales; los estabilizadores de la faja de los hombros.

Advertencia:

• Para evitar la tensión en el cuello, ponga una toalla bajo la cabeza y levántela con las manos o coloque las manos bajo la cabeza para apoyarse.

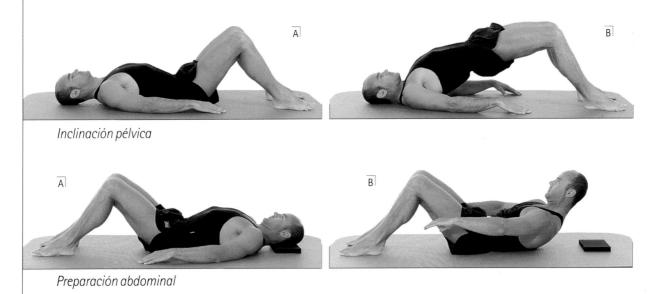

Inclinación pélvica

Preparación abdominal

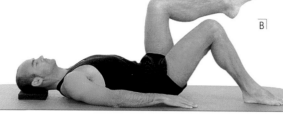
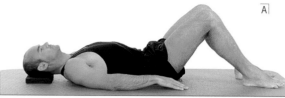

Elevación de rodilla

3 La elevación de la rodilla

6 repeticiones, alternando los lados
(Recomendado para principiantes o para
aquéllos con problemas de lumbares.)
Estabiliza la pelvis.

Posición inicial

Túmbese boca arriba con las piernas separadas a la anchura de las caderas, las rodillas flexionadas, las plantas de los pies encima de la colchoneta, los brazos a los
lados y la pelvis neutra (A).

Ejercicio

Inhale.

Exhale – despegue el pie izquierdo de la
colchoneta, primero el talón, después los

dedos. Levante el pie izquierdo flexionado
hasta que el muslo esté a 90º del suelo (B).
Inhale – mantenga la posición.

Exhale – baje la rodilla izquierda de nuevo
a la posición inicial, bajando primero los
dedos del pie y después el talón.

Repita con la pierna derecha.

Músculos implicados

Los abdominales; flexores de las caderas;
sóleo y gastrocnemio.

Advertencias:

- Mantenga la estabilidad pélvica cuando
  levante las piernas.
- La pelvis y la zona lumbar no deben
  moverse ni arquearse como el puente
  de San Francisco.

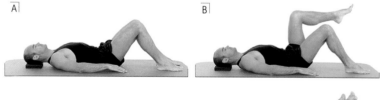

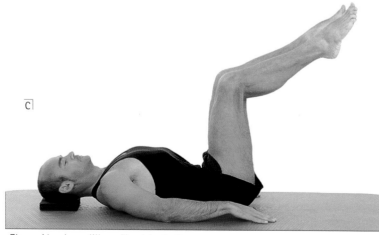

Elevación de rodilla – "la chinche"

4 La elevación de la rodilla ("la chinche")

4 repeticiones

Establece un uso correcto de los abdomi-
nales y un apoyo de la columna.

Posición inicial

Túmbese boca arriba con las piernas separadas a la anchura de las caderas, las rodillas flexionadas, las plantas de los pies encima de la colchoneta, los brazos a los
lados y la columna neutra (A).

Ejercicio

Inhale. Exhale – eleve una rodilla flexionada al aire (C).

Inhale. Exhale – marque la columna, después
eleve la otra rodilla flexionada al aire (C).

Inhale. Exhale – baje la primera pierna de
nuevo a la posición inicial, manteniendo la
impresión espinal (B).

Inhale. Exhale – baje la otra pierna a la
posición inicial (A).

Repita la secuencia comenzando con la
otra pierna.

Visualización

Una chinche sobre su lomo.

Músculos implicados

Los abdominales; los flexores de las caderas; sóleo y gastrocnemio (músculos de la
pantorrilla).

Advertencias:

- Para evitar lesiones, ocúpese de mantener la estabilidad pélvica y la contracción
  abdominal cuando levante las piernas.
- Asegúrese de que la pelvis y la zona
  lumbar no se mueven o arquean como
  un puente.

5 Levantamientos laterales de las piernas

8-10 repeticiones por nivel

Trabaja la parte exterior de los muslos.

Posición inicial

Túmbese sobre un lado con las piernas juntas y estiradas, el brazo inferior alargado a lo largo de la colchoneta, el brazo superior colocado delante para guardar el equilibrio (A). Puede colocarse un cojín entre la cabeza y el brazo inferior para apoyar la cabeza, la columna debería estar neutral, con las costillas inferiores despegadas de la colchoneta y las piernas ligeramente hacia delante para evitar el arqueo de la zona lumbar.

Primer nivel: levante la pierna que está encima a 10 cm de la otra pierna, después bájela de nuevo (B).

Segundo nivel: levante la pierna que está encima a 20 cm de la otra pierna (A). Bájela unos 10 cm, es decir, la pierna continúa levantada (B).

Tercer nivel: levante la pierna que está encima a 30 cm de la otra pierna (A). Bájela unos 10 cm, es decir, la pierna continúa levantada, esta vez ligeramente más elevada.

Ejercicio, con la respiración

Una los tres niveles, respirando como se detalla a continuación.

Primer nivel:

Inhale — levante la pierna de encima a 10 cm de la pierna de abajo (B).

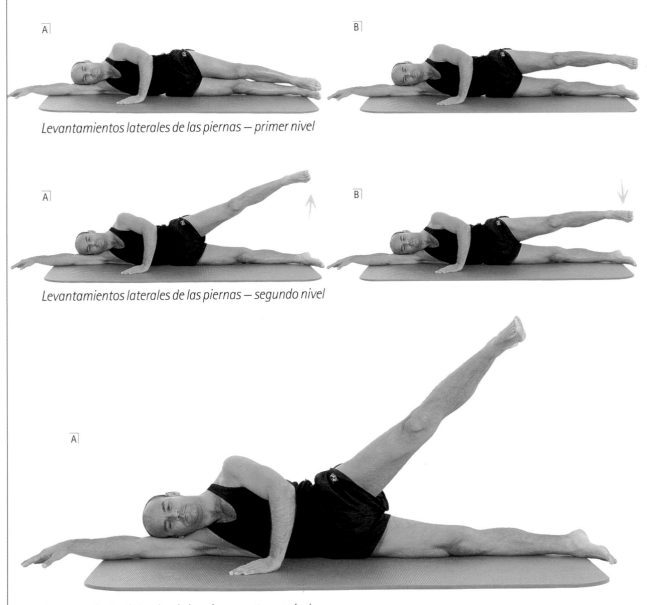

Levantamientos laterales de las piernas — primer nivel

Levantamientos laterales de las piernas — segundo nivel

Levantamientos laterales de las piernas — tercer nivel

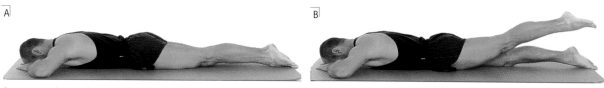

Levantamiento de una pierna boca abajo — pies flexionados

Levantamiento de una pierna boca abajo — pies estirados

Exhale — baje la pierna superior con resistencia hasta la otra pierna (A).

Segundo nivel:

Inhale — levante la pierna de encima a 20 cm de la otra pierna (A).

Exhale — bájela sólo 10 cm, de modo que continúe levantada (B).

Tercer nivel:

Inhale — comenzando desde la posición de pierna levantada del segundo nivel, levante la pierna que está encima 30 cm de la otra pierna (A).

Exhale — bájela sólo 10 cm, de manera que la pierna continúe levantada.

Fin

Inhale — pausa en el aire.

Exhale — baje la pierna de nuevo a la posición inicial.

Visualización

Una palanca en diferentes niveles.

Músculos implicados

Abductores y aductores.

Advertencias:

- Mantenga el estiramiento de la pierna de principio a fin.
- Deje caer el pie hacia abajo desde el tobillo para crear peso extra.
- Aplique resistencia cuando descienda.

Repita con la otra pierna.

Visualización

Una palanca.

Músculos implicados

Los abdominales; los músculos inferiores de los glúteos; los extensores de las caderas (tendones de la corva).

Advertencias:

- Ambas caderas deberían permanecer en el suelo de principio a fin del ejercicio.
- Intente estirar la pierna desde las caderas.
- Evite levantar la rabadilla.

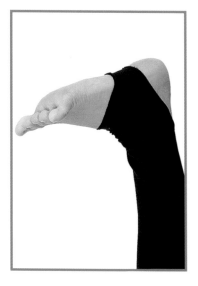

Arriba: **Pierna levantada boca abajo que muestra la flexión.**

6 Levantamiento de una pierna boca abajo

10 repeticiones, alternando las piernas (Este ejercicio se puede realizar con los pies flexionados o estirados.)
Tonifica los glúteos.

Posición inicial

Túmbese boca abajo en la colchoneta, con las piernas estiradas y la frente descansando sobre las manos entre los pulgares e índices (A). Con las palmas en el suelo, toque el pulgar con el pulgar y el índice con el índice para trazar una forma de diamante.

Ejercicio

Inhale — levante una pierna estirada (B).

Exhale — baje la pierna estirada de nuevo a la colchoneta (A).

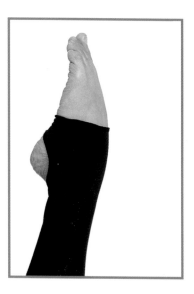

Arriba: **Pierna levantada boca abajo que muestra el estiramiento del pie.**

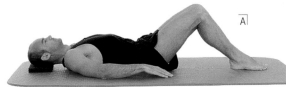

Ejercicio hacia los lados con las piernas flexionadas

Ejercicio hacia los lados con las piernas flexionadas

10 repeticiones con cada pierna
Aumenta el control.
Fortalece los músculos abdominales.
Los músculos de las caderas trabajan suavemente de manera equilibrada.

Posición inicial

Túmbese boca arriba con las piernas juntas, las rodillas flexionadas, las plantas de los pies en la colchoneta, los brazos a los lados y la columna neutra (A).

Ejercicio

Inhale.

Exhale — abra la rodilla derecha hacia el lado con un movimiento suave y continuo (B).

Inhale.

Exhale — vuelva a la posición inicial con un movimiento controlado, suave y continuo (A).

Repita con la rodilla izquierda.

Visualización

Un abanico que se abre.

Músculos implicados

Abdominales; flexores y aductores de las caderas — especialmente para evitar que las piernas se "tambaleen" hacia los lados.

Advertencia:

- Mantenga la posición pélvica correcta — no deje que las caderas se tambaleen de lado a lado.

Balanceo de caderas

10 repeticiones, alternando los lados
Ayuda a aflojar la zona lumbar.

Posición inicial

Túmbese boca arriba, con las piernas juntas, las rodillas flexionadas, las plantas de los pies encima de la colchoneta, los brazos a los lados y la columna neutra (A).

Ejercicio

Inhale.

Exhale — haga rodar las rodillas hacia el lado, manteniendo los glúteos y los hombros encima de la colchoneta (B).

Inhale.

Exhale — vuelva a la posición inicial (A).

Repita con el otro lado.

Músculos implicados

Los abdominales (especialmente los oblicuos); los aductores; el músculo dorsal ancho.

Advertencia:

- Ruede hacia el lado sin retorcer la cintura o levantar los hombros de la colchoneta.

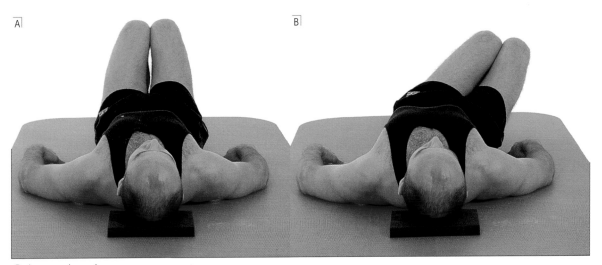

Balanceo de caderas

PILATES PARA LA MERIENDA

LA tensión en los hombros y el cuello son problemas causados por el estrés y por estar sentado delante de una mesa de despacho durante muchas horas con mala postura. Esto provoca que el músculo trapecio superior se acorte y se contraiga, moviendo los hombros ligeramente hacia arriba y hacia delante.

Para rebajar la tensión:

- Siéntese o esté de pie recto.
- Empuje los omóplatos hacia abajo hacia las caderas.
- Abra los músculos pectorales para abrir el pecho sin que la caja torácica "estalle" o los omóplatos se arqueen.

Los siguientes ejercicios se pueden realizar durante el tiempo libre de la merienda o de la comida del trabajo.

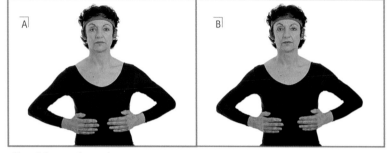

Ejercicio respiratorio

1 Ejercicio respiratorio

10 repeticiones

Posición inicial

Siéntese erguido en una silla sin arquear la espalda.

Ejercicio

Coloque las manos en la caja torácica (A). Aplique la técnica respiratoria Pilates como sigue.

Inhale – llene los pulmones de oxígeno y sienta que la caja torácica se expande hacia los lados (B).

Exhale – contraiga los músculos abdominales y aplane el abdomen hacia la columna (A).

2 El alfabeto

Alivia la tensión del cuello.

Posición inicial

Siéntese erguido con la cabeza derecha.

Ejercicio

Trace las letras del alfabeto con la nariz (A – E, etc).

Visualización

La punta de la nariz es un lápiz.

Músculos implicados

Músculos esplenios (en la parte posterior del cuello); el músculo esternocleido-mastoideo (a cada lado del cuello); los flexores profundos del cuello.

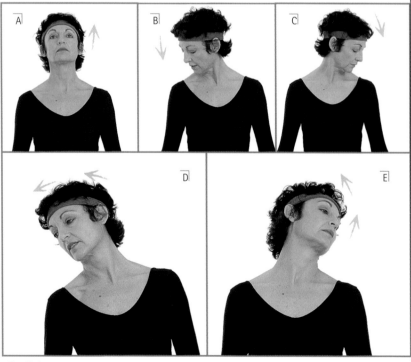

El alfabeto

3 Estiramiento de cuello inclinado

6 repeticiones, alternando lados

Afloja la tensión del cuello y de la zona superior del cuerpo.

Posición inicial

Erguido, con los brazos a los lados y la cabeza derecha.

Ejercicio

Inhale — doble la mano derecha sobre la parte superior de la cabeza hacia la oreja izquierda (A).

Exhale — tire suavemente de la cabeza hacia la derecha (B). Mantenga la posición durante ocho segundos.

Repita el ejercicio con el otro lado.

Músculos implicados

Trapecio superior, músculos esplenios;

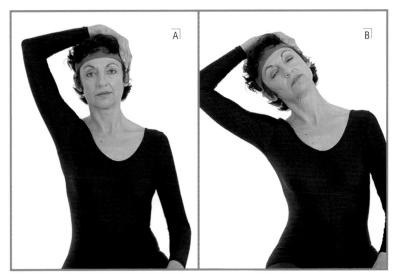

Estiramiento de cuello inclinado

abdominales; músculo esternocleidomastoideo.

Advertencias:

- Enfoque la vista hacia delante.
- Evite cualquier giro de cabeza o que sobresalga la barbilla hacia delante.

4 Ejercicios neurales de brazos

(Repítalo una vez en cada posición.)

Afloja la tensión de la zona superior del cuerpo.

Hay tres posiciones de manos:

POSICIÓN DE MANO A:
Posición inicial

Póngase de pie de lado próximo a una pared. Con el brazo estirado, estire la muñeca para colocar la palma de la mano plana contra la pared por debajo de la altura de los hombros, con los dedos separados y estirados hacia el techo (A).

Ejercicio

Inhale.

Exhale — inclínese hacia delante y dé tres o cuatro pasitos desde la palma que

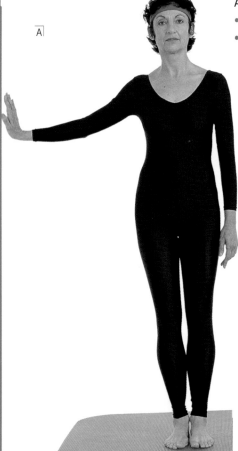

Ejercicios neurales de brazos

permanece pegada a la pared. Sienta que la parte anterior del hombro y los pectorales se abren.

Inhale.

Exhale — dé tres o cuatro pasitos de nuevo a la posición inicial.

POSICIÓN DE MANO B:

(Giro de mano lateral)

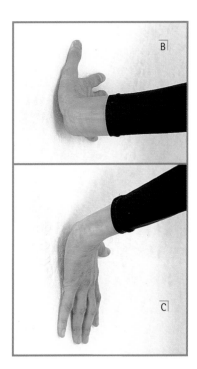

Posición inicial

Como en la posición A, pero separando y estirando los dedos de manera que señalen hacia la espalda (B).

Ejercicio

Como en la posición de mano A.

POSICIÓN DE MANO C:

(Mano girada centralmente)

Posición inicial

Como en la posición A, pero separando y estirando los dedos hacia el suelo (C).

Ejercicio

Como en la posición de mano A.

Músculos implicados

Abdominales; deltoides; trapecio; estabilizadores de la faja del hombro.

Advertencia:

- Evite elevar demasiado el brazo provocando que se suba el hombro.

5 Elevación y hundimiento

Un ejercicio diario para los que padecen tensión en el cuello y en la parte superior de cuerpo (ver sección de "precalentamiento" en pág. 44).

6 Deslizamiento hacia abajo por la pared

10 repeticiones

Hace trabajar a los muslos y las rodillas.

Posición inicial

De pie con la espalda contra la pared, pies paralelos y separados a la anchura de las caderas y la pelvis neutra (A).

Ejercicio

Inhale.

Exhale – doble las rodillas para deslizar la parte superior o torácica de la espalda y la zona inferior o lumbar de la espalda hacia abajo por la pared (B).

Inhale – estire las piernas para deslizarse de nuevo hacia la posición inicial (A).

Visualización

Como si se sentara y se pusiera de pie.

Músculos implicados

Cuadríceps; tendones de corva; músculos estabilizadores de la faja del hombro; abdominales; flexores profundos de cuello.

Advertencias:

- Evite "apretar" la cabeza contra la pared en la posición inicial/ final.
- Conserve la colocación de la zona superior y de la faja del hombro.

7 Rodando hacia abajo

10 repeticiones

(Para este ejercicio ver la pág. 69 de la sección "paso a paso").

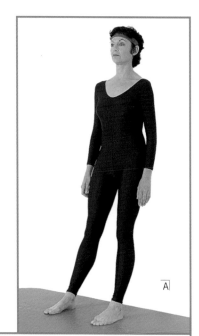

A

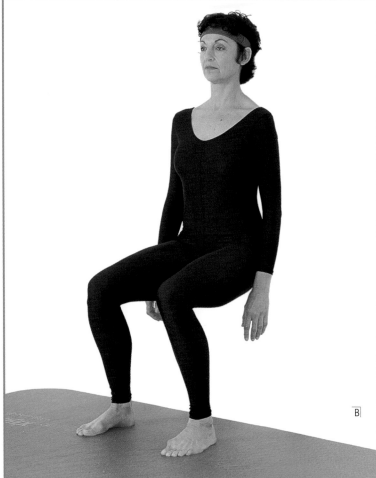

B

Deslizamiento hacia abajo por la pared

ESTIRAMIENTOS ADICIONALES

1 Elevación del cuerpo

10 repeticiones

Centra el cuerpo a través de la correcta alineación de pierna y pie.

Posición inicial

De pie erguido con una buena alineación postural, sujetando el respaldo de una silla con ambas manos (A).

Ejercicio

Inhale — levántese desde los pies hacia la parte anterior de las plantas de los pies contando hasta tres, sintiendo que la coronilla es el punto más elevado (B). Exhale — baje con los pies contando hasta tres.

("Arriba; dos tres, abajo; dos tres.")

Visualización

Levántese desde las puntas de las orejas.

Músculos implicados

Los músculos abdominales; el sóleo y el gastrocnemio (músculos de las pantorri-

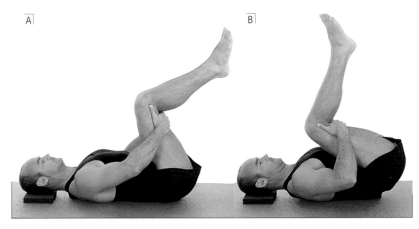

Aflojamiento de la zona lumbar

llas); el cuadríceps; los músculos intrínsecos (en el pie).

Advertencias:

- Conserve la correcta alineación de la pierna y el pie (ver pág. 23).
- Evite hacer rodar los pies hacia dentro o hacia fuera.

2 Aflojamiento de la zona lumbar

10 repeticiones

Estira y afloja la tensión de la zona lumbar.

Posición inicial

Túmbese boca arriba, marque la columna vertebral y flexione las rodillas hacia el pecho. Agárrese de la parte posterior de las rodillas con las manos (A).

Ejercicio

Inhale.

Exhale — lleve suavemente las rodillas hacia el pecho (B).

Inhale — suelte las rodillas.

3 Estiramiento de hombros

6 repeticiones

Hace trabajar la parte posterior de los hombros.

(Aquéllos que padezcan problemas de caderas deberían sentarse con las piernas cruzadas en un cojín.)

Posición inicial

Siéntese erguido encima de un cojín colocado entre la parte de atrás de las

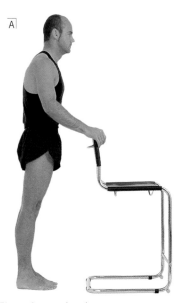 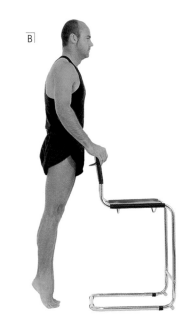

Elevaciones simples

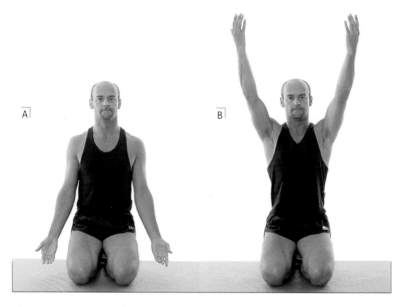

Estiramiento de hombros

Agáchese a cuatro patas, con los brazos separados a la anchura de los hombros. Mantenga los talones levantados, equilibrándose sobre la parte anterior de las plantas de los pies (A).

Ejercicio

Inhale.

Exhale — empuje hacia arriba para estirar los codos y las piernas, y baje los talones hasta tocar la colchoneta, manteniendo los diez dedos de las manos firmemente abajo (B). Los isquiones deberían ser los puntos más elevados en el aire. Mueva el pecho hacia los muslos y conserve los muslos estirados mientras los isquiones se mueven hacia arriba. Los talones permanecen en el suelo. Inhale y exhale, conservando la posición y sintiendo el estiramiento (B). Vuelva a la posición inicial.

Visualización

Una forma de "V" al revés.

Músculos implicados

Los tendones de la corva; los estabilizadores de la faja de los hombros; los abdominales; los músculos de las pantorrillas; la aponeurosis dorsolumbar.

Advertencias:

- No eleve los hombros hacia las orejas.
- Conserve la línea de la zona superior de la columna —no mire hacia arriba.

pantorrillas y los glúteos, los brazos a los lados y las palmas mirando hacia delante (A).

Ejercicio

Inhale — eleve los brazos por encima de la cabeza, conservando la colocación de los omóplatos y de la faja de los hombros.

Exhale — tire de los brazos hacia atrás mientras tira de la caja torácica hacia delante (B). El movimiento es mínimo y viene de dentro.

Inhale — mantenga la postura.

Exhale — repita como en la exhalación anterior (B).

Visualización

Intente hacer llegar las palmas de las manos a la pared de detrás de usted sin mover los hombros.

Músculos implicados

Los músculos abdominales; los estabilizadores de la faja de los hombros; el trapecio; los pectorales; el deltoides anterior (de delante).

4 Estiramiento de los tendones de la corva

4 repeticiones

Posición inicial

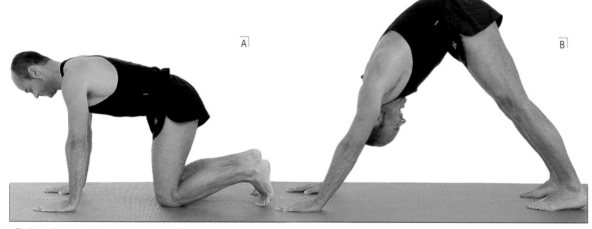

Estiramiento de los tendones de la corva

PROBLEMAS MÉDICOS

SE dice que, a través de sus ejercicios, Joseph Pilates fue uno de los primeros fisioterapeutas. En la actualidad los fisioterapeutas, quiroprácticos y médicos familiarizados con el programa de fortalecimiento de Pilates apoyan sus beneficios. La corrección de los desequilibrios musculares y el fortalecimiento de los músculos de forma correcta ayuda a muchas personas que padecen osteoartritis, osteoporosis, problemas de hombros y de rodillas, dolores de cabeza, estrés, ciática y problemas de caderas y espalda.

El sistema Pilates no es, sin embargo, una "reparación rápida". Más bien, debería usarse cada día como programa de mantenimiento.

Esta sección sugiere algunos ejercicios para personas que padecen los siguientes problemas:

1 Osteoartritis de la cadera
2 Tendinitis
3 Dolores de cabeza
4 Problemas de espalda y ciática
5 Problemas de hombros
6 Síndrome del túnel carpiano
7 Problemas de rodillas
8 Problemas de tobillos y pies

1 Osteoartritis de la cadera

Es vital que la cadera se mueva en todo su campo de acción.

(a) Ejercicios recomendados de las **rutinas de precalentamiento y estiramientos:**

Estiramiento de los tendones de la corva (ver pág. 49)

Estiramiento de las ingles (ver pág. 47)

Estiramiento sencillo de cadera (ver pág. 47)

Estiramiento de los flexores de las caderas (ver pág. 49)

(b) Ejercicios recomendados de la *rutina* **paso a paso:**

Círculos con las piernas (ver pág. 57)

Serie de lado (ver pág. 64)

Natación (ver pág. 66)

La foca (ver pág. 67)

Advertencia:

• Cuídese de corregir y mejorar la alineación postural.

2 Tendinitis

La tendinitis provocada por un movimiento repetitivo puede afectar a cualquier parte del cuerpo. Tómese breves descansos durante un trabajo repetitivo y mueva las articulaciones doloridas mediante una gama de movimientos específica para la zona afectada.

Los instructores titulados de Pilates pueden aconsejar sobre los ejercicios para zonas problemáticas específicas.

3 Dolores de cabeza

Los dolores de cabeza a menudo son provocados por la tensión creada por el estrés emocional o una mala postura. Aflojar el músculo trapecio en la zona superior le proporcionará alivio. Realice todos los ejercicios de **la rutina de precalentamiento** (pág. 44-46) y todos **los de Pilates para la merienda** (pág. 83-85).

4 Problemas de espalda y ciática

No tense la espalda o realice demasiadas repeticiones.

(a) Ejercicios recomendados de **la rutina paso a paso:**

El centenar (pág. 54) – apoye la columna

Estiramiento de una sola pierna (pág. 58) – apoye la columna

Flexiones en diagonal de un lado a otro (pág. 59) – apoye la columna

La flexión de diamante (pág. 61)

Estiramiento de la espalda (pág. 63)

Estiramiento del gato (pág. 66)

Natación (pág. 66)

Advertencia:

• Cuídese de corregir y mejorar la alineación de las posturas.

(b) Ejercicios recomendados de **la rutina de 10 minutos diarios:**

La inclinación pélvica (pág. 78)

La preparación abdominal (pág. 78)

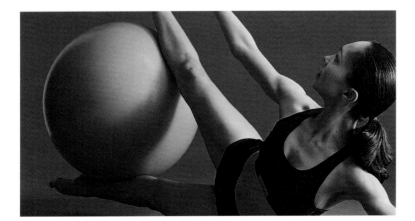

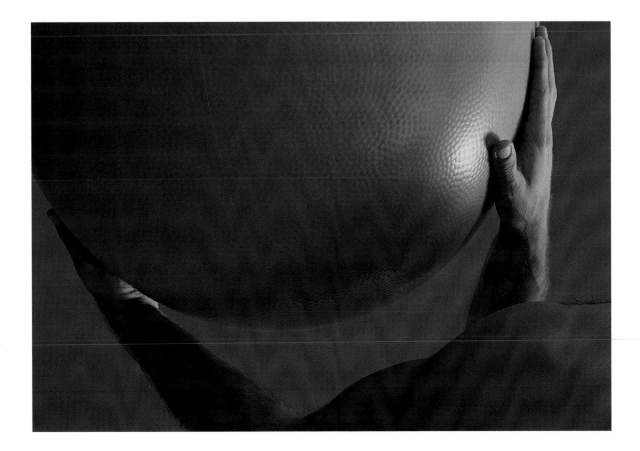

Balanceo de caderas (pág. 82)

(c) Ejercicio recomendado de **la rutina:**
Rodar hacia abajo (pág. 69).

(d) Ejercicio recomendado de **los estira-**
mientos adicionales:
Aflojamiento de la zona lumbar (pág. 86)

5 Problemas de hombros

Tendinitis suprispinatus
Hombro congelado
Problemas del músculo rotatorio.

Advertencias:

- Si aumenta el dolor deje de realizarlo.
- Evite las repeticiones excesivas.

(a) Ejercicios recomendados de **la rutina**
de precalentamiento:
Elevación y hundimiento (pág. 44)
Prolongación y retracción (pág. 44)
Codos cruzados (pág. 44)
Círculos con los codos (pág. 45)

El camarero (pág. 46)

(b) Ejercicio recomendado del **programa**
Pilates para la merienda:
Ejercicios neurales de brazos (pág. 84)

(c) Ejercicio recomendado de **los estira-**
mientos adicionales:
Estiramiento de hombros (pág. 86)

6 Síndrome del túnel carpiano

- Mueva la articulación de la muñeca
  en su completa gama de movimientos.

(a) Levantar y bajar los dedos
(5-10 repeticiones)

- Coloque la palma de la mano en una
  superficie plana, separando los dedos.
- Levante y baje los dedos, uno cada vez.

(b) Círculos con la muñeca
(10 repeticiones en cada dirección)

- Levante los brazos a la altura de los

hombros delante de usted con los codos y las muñecas relajados.

- Haga girar las manos hacia dentro por
  las muñecas, hacia el cuerpo.
- Después haga girar las manos hacia
  fuera, lejos del cuerpo.

(c) Puños
(5-10 repeticiones)

Forme puños con los dedos haciéndoles
crujir y después ábralos y estírelos.

(d) Dedos que caminan
(5-10 repeticiones)

- Haga caminar los dedos delante y atrás
  por una superficie plana.

(e) Sacudir los dedos y las muñecas

- Levante los brazos hacia delante por
  debajo de la altura de los hombros,
  con los dedos y muñecas relajados.
- Sacuda las manos relajadamente desde las muñecas como si intentara se-
  cárselas.

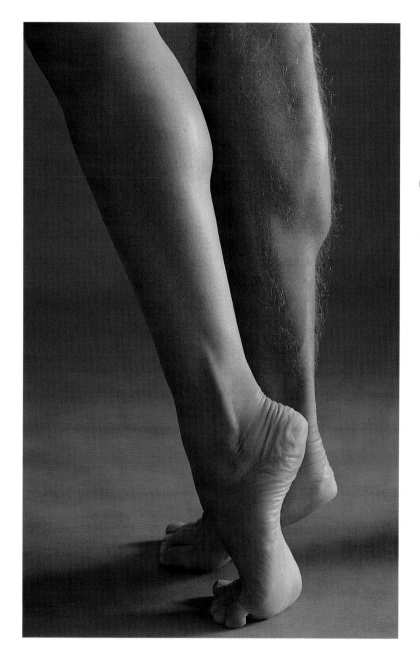

Advertencia:

Evite los siguientes ejercicios:

- Flexiones de brazos – sección de **paso a paso** (pág. 68)
- Patada con una o con dos piernas – **sección más avanzada** (pág. 73 y 74)

Problemas de tobillos y pies

Es de gran importancia corregir la alineación postural, con especial hincapié en las caderas, la rodillas y los pies (ver pág. 23).

Ejercicios recomendados:

(a) Elevación del cuerpo (ver "estiramientos adicionales", pág. 86).

(b) Círculos con los tobillos
(5-10 repeticiones)

- Siéntese erguido en una silla o balón de ejercicios.
- Levante el pie derecho y trace círculos con él desde el tobillo hacia fuera, alejándolo del cuerpo.
- Repita esto, dibujando círculos hacia dentro, hacia el cuerpo.
- Repita el ejercicio con el pie izquierdo.

(c) Elevación del puente del pie
(10-20 repeticiones)

- Siéntese derecho en una silla o balón de ejercicios, con las piernas separadas a la anchura de las caderas, las rodillas flexionadas y los pies paralelos.
- Eleve los puentes de los pies. Afloje los puentes volviendo a la posición inicial.

Advertencia:

- Intente conservar los dedos estirados de principio a fin del ejercicio.

(d) Separación de los dedos de los pies
(10-20 repeticiones)

- Siéntese en la colchoneta, con las piernas separadas a la anchura de las caderas y las rodillas flexionadas.
- Despliegue y abra los dedos de los pies para separarlos lateralmente. Relájelos volviendo a la posición inicial.

Problemas de rodillas

Los ejercicios Pilates son excelentes para el fortalecimiento de las rodillas, ya que no suponen una tensión innecesaria sobre ellas. Es de gran importancia corregir la alineación postural con especial hincapié en la alineación de la cadera, la rodilla y el pie (ver pág. 23-24). Todos los ejercicios de Pilates que incluyen la flexión y estiramiento de la rodilla son buenos. En un estudio de Pilates totalmente equipado, los ejercicios en el Reformer son ideales para la rehabilitación de las rodillas.

(a) Ejercicio recomendado de **la rutina de precalentamiento:**

Caminar con paso firme en el sitio (ver pág. 46)

Conclusión

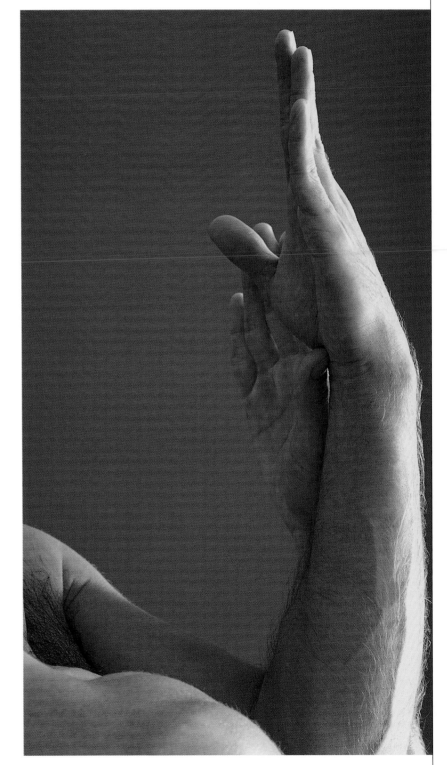

El cuerpo es una máquina maravillosa, pero, como gran cantidad de máquinas, tiene sus puntos débiles y necesita un mantenimiento regular. Debería ser su objetivo reconsiderar ciertos aspectos de su estilo de vida y reconocer los puntos débiles de su cuerpo. Sólo entonces estará usted en posición para trabajar en el mantenimiento general de su cuerpo y en el fortalecimiento de los puntos débiles.

La articulación del hombro y la zona lumbar son, a menudo, especialmente vulnerables. La cantidad de tiempo que pasamos sentados delante del televisor o de las pantallas de ordenador y en los vehículos somete a nuestros cuerpos a altos niveles de estrés. Afortunadamente, la fuerza abdominal que puede conseguirse mediante los ejercicios Pilates fortalecen la vulnerable zona lumbar. La colocación correcta del hombro y el fortalecimiento de los músculos estabilizadores de la zona superior del torso fortalecen tanto la articulación del hombro como la zona superior del cuerpo.

Hemos aprendido que una postura bien alineada es el primer paso para corregir los desequilibrios musculares del cuerpo. El siguiente paso es hacer ejercicio: su importancia y valor en prevenir y tratar enfermedades físicas y psicológicas no se puede nunca considerar exagerado.

Otórguese el poder de conocer su cuerpo. Comprenda qué movimientos son o no son compatibles con sus articulaciones, después fortalezca sus músculos con el ejercicio, trabajando en la corrección y mejora de su postura.

Mediante el programa de ejercicios Pilates, puede conseguir sus objetivos personales y cosechar beneficios.

GLOSARIO

Abducción: Movimiento hacia fuera de la línea central del tronco.

Aducción: Movimiento hacia la línea central del tronco.

Agonista: Músculos principalmente implicados en una acción.

Antagonista: Músculos que trabajan en cooperación con los músculos agonistas.

Anterior: De delante.

Central: Relativo al centro o medio.

Central de energía: El "centro" del cuerpo entre las caderas y las costillas por delante y por detrás del torso.

Cifosis: Una concavidad aumentada de la curva torácica de la columna.

Columna apoyada: Cuando la pelvis se inclina ligeramente de manera que las vértebras de la zona lumbar (zona inferior de la espalda) se apoyan en la colchoneta.

Contralateral: Relacionado con el lado contrario.

Dorsiflexión: Movimiento de flexión del tobillo que provoca el movimiento de la punta del pie hacia la espinilla.

Ejercicios preparatorios: Ejercicios fáciles de realizar en lugar del ejercicio principal, por aquéllos con problemas físicos o por principiantes hasta que aumente la fuerza muscular.

Elevación: Levantar la faja del hombro (hombros encogidos).

Escoliosis: Curvatura de la columna vertebral hacia el lado.

Eversión: Giro de la planta del pie hacia fuera.

Expiración: Respiración hacia fuera / exhalación.

Extensión: Movimiento de alineación.

Flexión / flexionado: Movimiento de plegamiento.

Flexión cráneovertebral: Flexión de la cabeza en el cuello.

Hiperestirar: Superestiramiento, en el que los codos o las rodillas se bloquean.

Hundimiento de los hombros: Movimiento inferior de la faja del hombro (volviendo a la posición normal después de encoger los hombros, empujando los hombros hacia abajo).

Inclinación pélvica anterior: Inclinación de la pelvis hacia delante.

Inclinación pélvica posterior: Inclinación de la pelvis hacia atrás.

Lateral: Hacia el lado.

Línea vertical: Línea que recorre el cuerpo, diseccionándolo por la mitad, desde el centro de las orejas, los hombros, las caderas, las rodillas y los tobillos (como se ilustra en la figura A en la pág. 29).

Lordosis: Una concavidad aumentada de la curva lumbar de la columna (espalda ahuecada).

Lumbar: Zona inferior de la columna (cinco vértebras lumbares).

Neutra (pelvis / columna): La punta de los huesos de las caderas y el hueso púbico están en el mismo plano.

Posición de asentimiento de la cabeza: Como en la flexión cráneovertebral.

Posición boca abajo: Estirado sobre el estómago.

Posterior: Detrás.

Protracción: Movimiento hacia delante de la faja del hombro desde la columna.

Respiración del abdomen hacia la columna: Empuje del ombligo hacia la columna al exhalar.

Retracción: Movimiento hacia atrás de la faja del hombro hacia la columna.

Rotación: Giro.

Rotación externa: Giro desde la línea central del cuerpo.

Rotación interna: Giro hacia la línea central del cuerpo.

Supina: Estirado sobre la espalda.

Torácica: Parte media de la columna (12 vértebras).

Vértebras cervicales: Vértebras del cuello (7 vértebras cervicales).

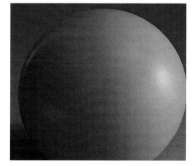

CONTACTOS

ASIA

Pilates Bodyworks
55 Market Street
Suite 03-01 Sinsov Building
Singapore 048941
Tel.: +65 538 8922
Fax: +65 538 8622
E-mail: info@pilates.com.sg
Página web: www.pilates.com.sg

AUSTRALIA

Body Arts & Science International
c/o International Pilates Training
Centre
Suite 41-42, Level 4
61 Marlborough St
Surrey Hills, Sydney NSW 2050
Tel.: +61 (2) 9699 5509
Fax: +61 (2) 9698 0087
E-mail: pilatesint@bigpond.com

BAHAMAS

Pilates Academy
c/o Newbight General Delivery
Cat Island
Bahamas
Tel.: +1242 342 7067
Página web:
www.pilatesinternational.co.uk

CANADÁ

Canadian Pilates Association
PO Box 53559
984 West Broadway
Vancouver, British Columbia
V5Z-1K0
Página web:
www.canadianpilatesassoc.com

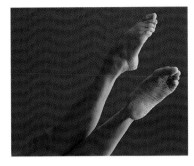

Stott Pilates, Inc.
2200 Yonge St, Suite 1402
Toronto, Ontario M4S 2C6
Tel.: +1 (416) 482 4050
Fax: +1 (416) 482 2742
E-mail: stott@stottpilates.com
Página web: www.stottpilates.com

V.I. Pilates Fitness & Rehabilitation
579 Bay St
Victoria BC, VP5 Canadá
Tel.: +1 (250) 384 8686
E-mail: cvb@vipilates.ca

DINAMARCA

Copenhagen Pilates Studio
Longangstraede 37 B
1468 Copenhagen K.
Tel.: +45 3311 0088
E-mail: info@pilates-studio.dk
Página web: www.pilates-studio.dk

ESPAÑA

Estudio El Arte del Control
Calle Castanyer, 23
08022 Barcelona
E-mail: info@artecontrol-pilates.com
Página web:
www.artecontrol-pilates.com

ESTADOS UNIDOS

Pilates Method Alliance
PO Box 370906
Miami, FL 33137 0906
Tarifa gratuita: 866 573 4945
Tel.: +1 (305) 573 4946
Fax: +1 (305) 573 4461
E-mail:
info@pilatesmethodalliance.org
Página web:
www.pilatesmethodalliance.org

The Pilates & Physical Theory Center
of Seattle
413 Fairview Avenue North
Seattle, WA 98109
Tel.: +1 (206) 405 3560
Fax: +1 (206) 405 3938
E-mail:
customercare@pilatesseattle.com
Página web: www.pilatesseattle.com

Performing Arts Physical Therapy &
The Pilates Studio ® of Los Angeles
8704 Santa Monica Blvd, Suite 300
West Hollywood, CA 90069
Tel.: +1 (310) 659 1077
Fax: +1 (310) 659 1163
E-mail: info@pilatestherapy.com
Página web: www.pilatestherapy.com

Energy Balancing Pilates Studio
The Harmony Group
10 Grand Avenue
Englewood, NJ 07631
Tel.: +1 (201) 871 4415
Fax: +1 (201) 913 7937
E-mail: kristi@theharmonygroup.com
Página web:
www.theharmonygroup.com

Contactos

FRANCIA

Studio Pilates de Paris
39 rue du Temple
75006, París
Tel.: +33 (1) 4272 9174
Fax: +33 (1) 4272 9187
E-mail: sebastien@obtpilates.com
Página web: www.obtpilates.com

HOLANDA

The Pilates Studio Certification
Center, Holanda
Keizerstraat 32
Den Haag, 2584 BJ
Tel.: +31 (70) 350 8684
Fax: +31 (70) 322 8285
E-mail: info@pilates.nl
Página web: www.pilates.nl

ITALIA

Studio Pilates di Anna Maria Cova
Via Petrella 21
Milan 20124
Tel./Fax: +39 (02) 2951 0482
E-mail: info@pilatesineurope.it
Página web: www.pilatesineurope.it

NORUEGA

Pilates Body Control, Oslo, Noruega
Ropernveien 6A
1367 Snaroya
Tel.: +47 6753 1536 / +47 9515 7253
Fax: +47 6753 1536
E-mail: greengeorgie@hotmail.com

NUEVA ZELANDA

Level One, Willis Street Village,
142 Willis Street, Wellington
Tel.: +64 (4) 384 1034
Fax: +64 (4) 384 1036
E-mail: pilates@nzsites.com
Página web:
www.nzsites.com/Pilates

Pilates Unlimited
18 Northcroft Street
Takapuna, Auckland
Tel./fax: +64 (9) 486 1018
E-mail: pilates@paradise.net.nz

REINO UNIDO

Body Control Pilates Association
14 Neal's Yard, Covent Garden
Londres, WC2H 9DP
Tel.: +44 (207) 379 3734
Fax: +44 (207) 379 7551
E-mail: info@bodycontrol.co.uk
Página web: www.bodycontrol.co.uk

Pilates Foundation UK Ltd
80 Camden Rd
Londres, E17 7NF
Tel.: +44 (171) 781 859
E-mail: admin@pilatesfoundation.com
Página web:
www.pilatesfoundation.com

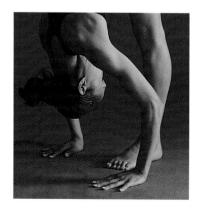

Pilates International
Unit 1, Broadbent Close
20/22 Highgate High Street
Londres N6 5JG
Tel./fax: +44 020 83481442
E-mail:
pilates@pilatesinternational.co.uk
Página web:
www.pilatesinternational.co.uk

SUDÁFRICA

P.L. Pilates
106 Campground Road
Rondebosch, Cape Town
Tel.: +27 (21) 686 3153
E-mail: patl@netactive.co.za

Body Arts & Science International
c/o The Pilates Centre
86 Second St, Parkmoore
Sandton, Johannesburg
Tel.: +27 (11) 784 3988

SUECIA

Body Control Studio
Atlasgatan 12
11320 Estocolmo
Tel./fax: +946 (478) 345 347
Página web:
www.pilates.stockholm.nu

SUIZA

Pilates Exercise
Nordstrasse 145
CH-8037 Zürich
Tel.: +41 (1) 350 2277
Fax: +41 (1) 350 2278
E-mail: box@pilates-exercise.ch
Página web: www.pilates.ch

Índice

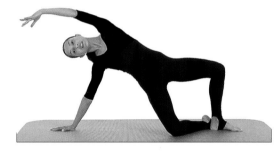

AGRADECIMIENTOS

Me gustaría dar las gracias a Tracy Dawber, una colega mía de danza por introducirme en el mundo de Pilates; a todos mis alumnos de Pilates por su valioso *input;* así como también a Vivienne Schulze, fisioterapeuta y practicante de Pilates, por leer el manuscrito y realizar sugerencias. Muchas gracias debo también a Karyn Richards, editora, por su entusiasmo; a las modelos Mandy Stober, Linda Smit, Antonie Nel y Hanri Loots por su buena disposición y tiempo; y a mi cuñado, Royston Lamond, por su interés, sus ánimos e *input* artístico. También me gustaría agradecer a mi hijo Michael por su paciente ayuda con el ordenador; y a mi marido, Peter, e hijo, Jon Craig, por su amor y su apoyo.

CRÉDITOS FOTOGRÁFICOS

Todas las fotografías por Ryno Reyneke, excepto:

Pág.11: Photo Access

Pág.12: Photo Access

Pág.13, pág. 14 arriba: Pine Mountain Productions (IC Rapoport)

Pág. 15, centro, abajo: Merrithew Corp*

Pág. 25: Gallo Images

Pág. 26: J&B Photographers (BarrieWilkins)

Pág. 27: Sporting Pictures (UK) Ltda.

**Para más información sobre el equipo, entrenamiento y vídeos Stott Pilates, llame al Tel.: *+1 (416) 482 4050;* www.stottpilates.com